ストレス
マネジメント

‐実践的セルフケア

Stress management – practical selfcare

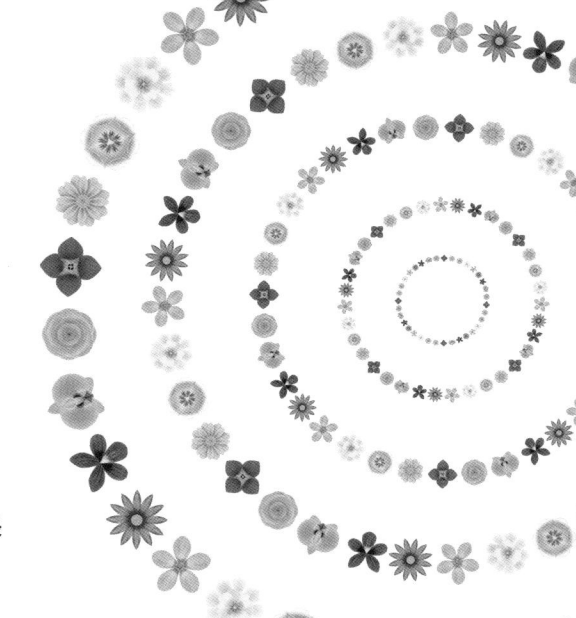

監修 **山本 晴義**
横浜労災病院 勤労者メンタルヘルスセンター長

著者 **押川 聖子**
神奈川大学保健管理センター カウンセラー

 株式
会社 **新興医学出版社**

監修のことば

　本書「ストレスマネジメント入門—実践的セルフケア」は，これからメンタルヘルスのセルフケアを学び実践しようとする学生，社会人等をはじめとしたすべての人に向けて作成されたものです．

　まず，ストレスとは何か，ストレスが原因で起こる病気について考えます．ストレスについて知ることはストレスケアの第一歩となるからです．次に，交流分析を用いて自己理解を深め，自分にあったストレス対処法を探っていきます．さらに日頃のコミュニケーションや認知の傾向についても理解を深めていきます．最近では周囲との人間関係がストレス源であるという人が増えています．日頃のコミュニケーションを見直すことで，ストレスが軽減されることは案外多いものです．本書は内容的に多岐にわたっていますが，無理なく読み進め，かつ実践できるようになっていますので，途中のワークもぜひ行うことをお勧めします．

　著者の押川さんは，臨床活動を続ける中で，横浜労災病院内に設置されていた「勤労者心の電話相談」の相談員を6年間務めるほか，横浜労災看護専門学校の授業を現在に至るまで担当し，さらに講演や研修など，メンタルヘルスにかかわる仕事を長く続けている方ですが，当初は横浜労災病院メンタルヘルスセンターの研修生だったこともあり，このような形でかかわれることをうれしく思っています．また，企業秘書を経て短期大学や専門学校，企業研修講師としての経験，さらにはジャズやボサノバ歌手としての活動など，多彩な活動を継続していることが，現在の押川さんの個性として活かされていると感心する次第です．

　交流分析に関しては，交流分析学会にて第17回桂学術奨励賞受賞論文「ドライバーズの心理的・行動的諸側面の検討」(2010)ほかを発表し，成果を挙げています．

　本書はメンタルヘルスを軸に置きながら，押川さんの交流分析への取り組み，企業，大学や短大・専門学校でのコミュニケーション研修での経験が加味された内容になっており，前向きに取り組め，結果としてメンタルヘルスが獲得できるような内容になっています．

　私は1972年に医師になって以来，診療や講演活動，メール相談などをとおして，

生きがいをもって元気に暮らしていくための取り組みをしてきました．その中で痛感していることは，病気を治すことだけでなく，病気にならない生き方が大切であるということです．生きている限り，ストレスから逃れることはできません．「メンタルヘルスは自ら獲得するものである」というのが私の考えであり，本書がその実現の助けとなるよう願っています．

独立行政法人 労働者健康安全機構
横浜労災病院 勤労者メンタルヘルスセンター長　医学博士　山本　晴義

はじめに

　ストレスという言葉を，私たちは日常よく使います．「ストレスがたまる」「〇〇がストレスになる」「ストレス解消」……嫌なものの代名詞のように使われています．しかし，ストレスは必ずしも悪いものばかりではありません．

　私たちが社会生活を営むうえで，ストレスがまったくないということは，まず考えられません．現代社会は，ストレスと背中合わせです．あなたはどのようなときにストレスを感じますか？　そして，ストレスを感じたときに，どのような心理状態になり，どのような体調変化が起こり，どのような行動をとりますか？　また，ストレス解消の方法はありますか？　自身のメンタルヘルスを考えるとき，ストレスとは何かを知るとともに，自分自身のストレス耐性を知ることで，有効な対処法を獲得することができるでしょう．

　本書は，ストレスケアのうち，特に，セルフケアの実践に役立つようにと，セルフチェック等を盛り込んで構成しました．はじめに，ストレスが引き金となって発症するストレス性疾患について知り，次に自分の傾向（考え方・行動・ライフスタイルなど）について理解を深め，さらに人間関係のトラブルからメンタル不調に陥るケースが多い実態から，自身のコミュニケーションについても見直すことで，ストレスに強い自分を構築することができるでしょう．

　QOL（quality of life：社会的な生活の質）の高い生活を送るためには，ストレスと上手につき合うことが大切です．皆さんの日常生活を振り返り，メンタルヘルスへの理解を深めるとともに，ご自身のストレス耐性を高めることに役立ててください．

押川　聖子

私のストレス　**Self Check!**

❶ どのようなときにストレスを感じますか？

❷ ストレスを感じたときに，どのような心理状態になり，どのような体調変化が起こり，どのような行動をとりますか？

❸ ストレス解消法はありますか？

CONTENTS

監修のことば ……………………………………………………………… iii

はじめに …………………………………………………………………… v

Chapter 1 ストレスとは　　1

1. ストレスとは何か ………………………………………………… 1
2. ストレス反応の3段階 …………………………………………… 2
3. あなたのストレスは ……………………………………………… 4
4. ストレッサーとしてのライフイベント ……………………… 5
5. 日常生活混乱（デイリーハッスル） ………………………… 6
6. よいストレスと悪いストレス ………………………………… 7
7. タイプA行動パターン …………………………………………… 8

Chapter 2 ストレスによる病気　　10

1. うつ病（DSM-5） ………………………………………………… 11
2. 双極性障害 ………………………………………………………… 14
3. パニック症 ………………………………………………………… 16
4. 社交不安症（SAD） ……………………………………………… 16
5. 限局性恐怖症 ……………………………………………………… 17
6. 全般性不安症 ……………………………………………………… 17
7. 広場恐怖症 ………………………………………………………… 17
8. 強迫症（OCD） …………………………………………………… 17
9. 心的外傷後ストレス障害（PTSD） …………………………… 18
10. 適応障害 …………………………………………………………… 18
11. 身体症状症 ………………………………………………………… 18
12. 病気不安症 ………………………………………………………… 18
13. その他の疾患 ……………………………………………………… 19

Chapter 3 ストレスと個人的特性　20

1. 交流分析とエゴグラム ……………………………………………… 20
2. 構造分析 ……………………………………………………………… 23
3. ストローク …………………………………………………………… 29
4. ゲーム分析 …………………………………………………………… 31
5. 脚本分析 ……………………………………………………………… 38
6. 幼時決断から再決断へ　よりよく生きるために ……………… 46

Chapter 4 ストレスコーピング（対処）　49

1. ストレスコーピングとは何か ……………………………………… 49
2. 自分にあったストレスコーピングを探す ………………………… 51

Chapter 5 コミュニケーション　53

1. 非言語の重要性 ……………………………………………………… 53
2. コミュニケーションをこじらせているもの ……………………… 54
3. 対人認知に影響を与える心理的な枠組み ………………………… 55
4. 積極的傾聴法（アクティブリスニング） ………………………… 58

Chapter 6 アサーションの考え方を利用する　63

1. アサーション ………………………………………………………… 64
2. アサーションを身につけると ……………………………………… 68

Chapter 7 リラクセーション法　69

1. 自律訓練法 …………………………………………………………… 69
2. 筋弛緩法 ……………………………………………………………… 70
3. 腹式呼吸法 …………………………………………………………… 71
4. マインドフルネス …………………………………………………… 71
5. その他のリラクセーション法 ……………………………………… 73
6. リラクセーション法や気分転換を意識的に取り入れることの意義 …… 73

Chapter 8 生活習慣　75

1. ストレス反応には個人差がある ……………………………………… 75
2. 運動 ……………………………………………………………………… 77
3. 睡眠 ……………………………………………………………………… 77
4. 食事 ……………………………………………………………………… 79
5. 活動と休養 ……………………………………………………………… 80
6. 趣味 ……………………………………………………………………… 82

Chapter 9 認知へのアプローチ　83

1. 認知行動療法（5つのコラム法）…………………………………… 83
2. 注意を受けるときの心構え …………………………………………… 85
3. 注意をするときに気をつけたいこと ………………………………… 88

Chapter 10 ストレスに強くなるには　90

1. リフレーミング ………………………………………………………… 90
2. 自己効力感 ……………………………………………………………… 91
3. 楽観主義 ………………………………………………………………… 95
4. レジリエンス …………………………………………………………… 97
5. QOL の充実をめざして ………………………………………………… 99

Reference 社会的動向 ……………………………………………… 101

1. 事業場における労働者の心の健康づくりのための指針
   （メンタルヘルス旧指針 2000 年）………………………………… 102
2. 心の健康問題により休業した労働者の
   職場復帰支援の手引き（2004 年）………………………………… 103
3. 長時間労働者への医師による面接指導制度（2005 年）………… 103
4. 労働者の心の健康保持増進のための指針（2006 年）…………… 103
5. 職場における自殺の予防と対応（2007 年改訂）………………… 104
6. 労働契約法（2008 年）……………………………………………… 104
7. ストレスチェック制度（2014 年）………………………………… 106
8. 「働き方改革」の推進（2017 年）………………………………… 106

文献，INDEX，あとがき ……………………………………………… 巻末

Chapter 1 ストレスとは

1. ストレスとは何か

　ストレスという言葉の生みの親は，カナダの生理学者のハンス・セリエ (Hans Selye, 1907〜1982) です．セリエは，ストレスを「寒冷，外傷，疾病，精神的緊張など，体外から加えられた各種の有害刺激に対応して体内に生じた障害と，防御反応の総和である」としました．そして，反応を引き起こす刺激のことを「ストレッサー」，刺激に対して反応し歪みを起こした状態のことを「ストレス反応（状態）」と，区別して考えました (Selye, 1956；セリエ, 1988)．例えば，**図1** のように，丸いボールを指で押した場合，一部がへこんでいびつな形になります．この指で押すという刺激が「ストレッサー（要因）」，へこんだ状態が「ストレス反応（状態）」ということになります．実際には，「ストレッサー（要因）」，「ストレス反応（状態）」とを区別せずにストレスと呼んでいます．

　生物学的にホメオスタシス※を維持しようとするこのような現象を，汎（全身）適応症候群といいます．これは，私たちが長い歴史の中で培った，外敵から身を守るための防衛と適応のメカニズムであるといえます．たとえば，私たちの先祖が狩りから戻る途中に，クマなどの猛獣に鉢合わせてしまったとしま

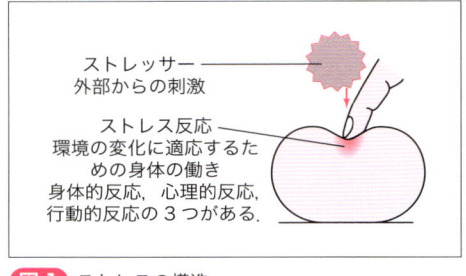

図1 ストレスの構造

しょう．クマを見た瞬間に，危険や恐怖を察知する信号が脳へ送られ，情報処理されます．闘争・逃走反応（Cannon，1929）により，闘うか，もしくはすぐに逃げられる態勢をとるべく気持ちは張りつめ，筋肉は緊張します．危機的状況に遭遇した場合，リラックス状態にあっては命が脅かされるからです．ところがストレスが強すぎる，長く続く，あるいは個体がストレスに対処できない場合には，受動的反応が表れ行動意欲も減退（行動制御）していきます．危機的状況（ストレッサー）に対抗し適応するための大切な反応も，常に何らかの緊張状態を強いられるようなストレス社会と呼ばれる現代においては，腎臓病，心臓病，高血圧，アレルギー性疾患などの成人病や，後述するストレス性疾患の一因につながっているといえます．

　それでは，ストレッサーが私たちに与える影響を，自律神経系，内分泌系（ホルモン），免疫系から見てみましょう．自律神経には，身体を活動・緊張・攻撃・逃走などに向かわせる「交感神経」と，身体をリラックスさせ休息や回復に向かわせる「副交感神経」があり，それぞれが適切に働くことで，ホメオスタシス※が保たれています．外部からのストレッサーに対して，視床下部より指令が伝達されると，自律神経系では交感神経の働きによりアドレナリンやノルアドレナリンが分泌され，血管の収縮，血圧の上昇，呼吸数や心拍数の増加が起こり，ストレッサーからの防御態勢がとられます．内分泌系では，緊張や苦痛を和らげるβ-エンドルフィンと，ACTH（副腎皮質刺激ホルモン）の作用によりコルチゾールが分泌され，代謝活動が活性化します．しかし，ストレスが長引くと，交感神経と副交感神経のバランスが崩れ交感神経が過度に活発化し，ホルモンはストレス状態に対する防衛力の限界を超え，免疫の働きが弱まってしまいます．結果，ホメオスタシスはバランスを失い，体調を崩す要因となるのです（図2）．

※ホメオスタシス：生体恒常性．外部環境の刺激変化に対して，生体内を一定に保とうとすること．

2. ストレス反応の3段階

　さらに，ストレス反応は，図3（Selye，1956；セリエ，1988）のように3段階に分かれています．1つ目は警告反応期で，ストレッサーに直面して一時的に抵抗力が下がるショック相と，それに立ち向かおうと抵抗力を発揮する抗ショック相からなります．次は抵抗期で，ストレッサーに対して抵抗力を発揮

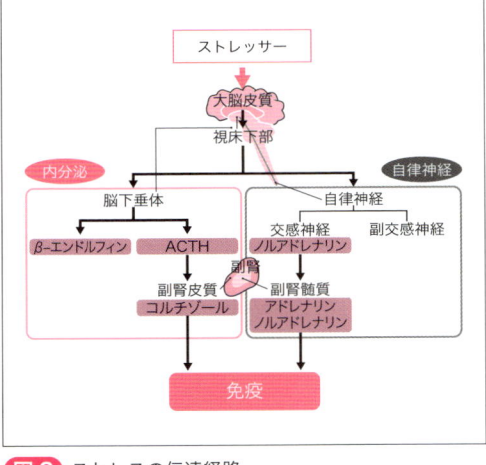

図2 ストレスの伝達経路

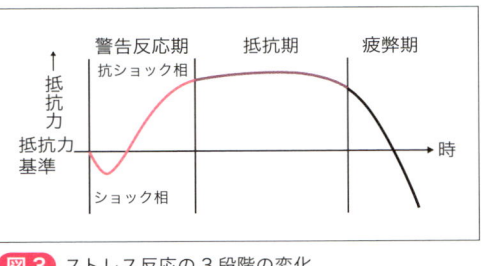

図3 ストレス反応の3段階の変化

（セリエ，1988より引用）

し，見かけ上は安定しているように見えますが，実際には頑張って無理をしている時期です．私たちのエネルギーは，目的のストレッサーに向けて集中的に用いられ，逆にほかに向かう抵抗力は弱まります．しかし，頑張りにも限度があります．続く疲弊期では，抵抗力が急速に失われ，エネルギーはなくなり，取り返しのつかない状態となってしまいます．そうならないためには，抵抗期で無理を続けないよう，できるだけ早い時期にストレス対策を講じる必要があります．

4　ストレスマネジメント―実践的セルフケア

3. あなたのストレスは

　今のあなたのストレス状況について，考えてみましょう．下記の質問票をやってみてください．

ストレスチェック調査票 Self Check!

　最近１カ月間のあなたの状態についてうかがいます．最もあてはまるものに○をつけて合計点を出してください．

	ほとんどなかった	ときどきあった	しばしばあった	ほとんどいつもあった
1. 活気がわいてくる	1.	2.	3.	4.
2. 元気がいっぱいだ	1.	2.	3.	4.
3. 生き生きする	1.	2.	3.	4.
4. 怒りを感じる	1.	2.	3.	4.
5. 内心腹立たしい	1.	2.	3.	4.
6. イライラしている	1.	2.	3.	4.
7. ひどく疲れた	1.	2.	3.	4.
8. へとへとだ	1.	2.	3.	4.
9. だるい	1.	2.	3.	4.
10. 気がはりつめている	1.	2.	3.	4.
11. 不安だ	1.	2.	3.	4.
12. 落着かない	1.	2.	3.	4.
13. ゆううつだ	1.	2.	3.	4.
14. 何をするのも面倒だ	1.	2.	3.	4.
15. 物事に集中できない	1.	2.	3.	4.
16. 気分が晴れない	1.	2.	3.	4.
17. 仕事が手につかない	1.	2.	3.	4.
18. 悲しいと感じる	1.	2.	3.	4.
19. めまいがする	1.	2.	3.	4.
20. 体のふしぶしが痛む	1.	2.	3.	4.
21. 頭が重かったり頭痛がする	1.	2.	3.	4.
22. 首筋や肩がこる	1.	2.	3.	4.
23. 腰が痛い	1.	2.	3.	4.
24. 目が疲れる	1.	2.	3.	4.
25. 動悸や息切れがする	1.	2.	3.	4.
26. 胃腸の具合が悪い	1.	2.	3.	4.
27. 食欲がない	1.	2.	3.	4.
28. 便秘や下痢をする	1.	2.	3.	4.
29. よく眠れない	1.	2.	3.	4.

質問１～３はポジティブな心理的反応を示す逆転項目です．解答の得点 1→4，2→3，3→2，4→1 に読み替えて採点します．

あなたの合計点＝ [　　　　] 点

（厚生労働省，2018 より引用改変）

この質問票は，「職業性ストレス簡易調査票（57項目）」のうち，ストレス反応をとったものです．29項目の合計点が77点以上だと高ストレスとなります．ポジティブな心理的反応（活気1〜3）のほかに，ネガティブな心理的反応としてイライラ感（4〜6），疲労感（7〜9），不安感（10〜12），抑うつ感（13〜18）と，身体的ストレス反応の身体愁訴（19〜29）で，ストレス反応を測定しています．

自覚症状には個人差もありますので，あくまでも目安ということになりますが，高ストレスであれば専門医へ相談することをお勧めします．これらの症状は，身体の器質的な病気による場合もありますので，何でも「ストレスのせい」「気のせい」と自己判断せずに，受診し適切な診断を受けることが大切です．

4. ストレッサーとしてのライフイベント

ストレスを生じさせる出来事としては，おおよそ次の3つに分類されると考えられます．
① 自然災害や事故など，重大で深刻な外傷的（トラウマティック）といえる出来事．たとえ1回で短期の災害であっても，心身に及ぼす影響は重大で長期にわたることもある．
② 離婚や失業など，日常生活において，大きな変化をもたらす出来事．
③ 日常の些細な混乱を招く出来事で，ひとつひとつは些細なことであっても慢性的に続くとストレスとなる出来事．

アメリカのホームズとレイ（Holmes & Rahe, 1967）は，生活の中で変化を要する出来事（ライフイベント）が，ストレッサーになると考えました．再適応するのに必要な努力の大きさや時間の長さを「生活変化指数」（ライフイベント得点）とし，結婚（50）を基準として数値化しました（**表1**）．ライフイベントの中には，「離婚」や「失業」などの不快な出来事だけでなく，「結婚」や「クリスマス」など，一般に望ましい出来事も含まれています．短期間に多くのライフイベントを経験すると，再調整に多くのエネルギーを消費し病気になる危険率が高くなると考え，調査の結果，200〜300の生活変化を経験をした半数以上の人に，何らかの健康上の変化があったとしています．

表1 社会的再適応評定尺度

順位	生活出来事	ライフイベント得点	順位	生活出来事	ライフイベント得点
1	配偶者の死	100	23	子どもが家を離れる	29
2	離婚	73	24	親戚とのトラブル	29
3	夫婦の別居	65	25	個人的な大きな成功	28
4	拘留，刑務所入り	63	26	妻の就職や離職	26
5	近親者の死	63	27	入学，卒業	26
6	けがや病気	53	28	生活条件の変化	25
7	結婚	50	29	個人的な慣習の変更	24
8	失業	47	30	職場の上司とのトラブル	23
9	夫婦の和解・調停	45	31	勤務時間や労働条件の変化	20
10	定年退職	45	32	転居	20
11	家族の健康状態の変化	44	33	学校生活の変化	20
12	妊娠	40	34	余暇の変化	19
13	性的な問題	39	35	宗教活動上の変化	19
14	家族が増える	39	36	社会活動面の変化	18
15	新しい仕事への適応	39	37	小額の借金	17
16	経済状態の大きな変化	38	38	睡眠習慣の変化	16
17	親しい友人の死	37	39	同居家族数の変化	15
18	配置転換	36	40	食習慣の変化	15
19	夫婦の口論の増加	35	41	長期休暇	13
20	高額の借金	31	42	クリスマス	12
21	担保損失，ローン返済不可能	30	43	軽い法律違反	11
22	職場での地位や責任の変化	29			

(Holmes & Rahe, 1967 より引用)

5. 日常生活混乱（デイリーハッスル）

　デイリーハッスル（daily hassles）とは，日常の些細で厄介な出来事，混乱を招く出来事のことをいいます．ラザルス（ラザルス・フォルクマン，1991）は，日常生活の中で慢性的に経験される出来事が，積もり積もって大きなストレスになるとしています．例えば，待ち合わせの時間になっても相手が現れない，満員電車で押されてイライラする，しなければならないことをするのに時

間が足りない，仕事や学校が忙しい，寝不足である，計画どおりに物事が進まない，上司や友人とトラブルになったなど，デイリーハッスルはいたるところにあるといえます．

また，ホームズとレイは，生活上の出来事がもたらす変化が，望ましいものでも望ましくないものでも健康を害する可能性があると考えましたが，ラザルスは，心地よさをもたらす出来事はストレスに対して緩衝（ストレスを和らげる）作用があるとしています．例えば，結婚して一人前にやっていけるかどうか不安はあるが，恋人と一緒に暮らせる喜びに力が湧いて，不安も吹き飛んでしまう，というようなことです．

6. よいストレスと悪いストレス

ここで問題になるのが，個人差です．例えば，こんな場面を想像してみてください．あなたが新規の仕事を任されることになったとします．あなたが学生なら，新規の研究レポートの提出を課せられたというのでもいいでしょう．その仕事（研究）は，あなたにとっても会社にとっても未知の分野で，責任があなたにかかってくるとします．あなたは，「そんな重大なことを任されてしまって困ったな，失敗したらどうしよう」と考えますか？　それとも「責任はあるが，やりがいもあるな，うまく運んだら昇進のチャンスだ」と考えますか？「今から知らないことを一から調べて期日までに出すのはたいへんだ，できるだろうか」，あるいは「新しいことを学ぶチャンスだから，多少たいへんでもやりがいがあるな」と考えますか？

このように，同じ刺激（ストレッサー）でも，受け止め方次第で，あるときにはよい刺激となり，あるときには苦痛な刺激となります．よい刺激と捉えた場合をエストレス（eustress）といい，苦痛な刺激と捉えた場合をディストレス（distress）といいます．セリエは，適度なよいストレスは，健康な生活を送るための基本条件と考え，「ストレスは人生のスパイス」という言葉を残しています．本当の意味でのストレスに強い人とは，自分にとってよいストレスと悪いストレスを見極め，悪いストレスに対処できる，あるいは，悪いストレスをよいストレスに変えることができる人ともいえるでしょう．

実際には，性格以外にも，サポーターの有無，置かれた環境，忙しさの度合いなど，さまざまな要因がかかわってきますが，ストレスに陥りやすいといわ

れる性格があるので，紹介します.

7. タイプA行動パターン

1950年代，アメリカの医師フリードマンとローゼンマン（フリードマン・ローゼンマン，1993）は，心臓病外来の待合室の椅子の前の部分が，どれもすり切れているのに気づきました．待合室の様子を観察すると，心臓疾患の患者は待ち時間にイライラした様子をみせ，浅く腰掛けている人が多いということがわかりました．このことから，虚血性心疾患患者に特有な行動パターンがあることを発見し，タイプA行動パターンと名づけました.

タイプA行動パターンの人は，競争心が強く，攻撃的でせっかちな傾向が強いという特徴があります．同時にいくつもの仕事を抱えてアグレッシブに行動し，出世欲も強く，常に時間に追われています．また，自らストレスの多い生活を選び，ストレスに対しての自覚があまりないままに生活する傾向があり，結果として，血圧が上がる，脈拍が増えるなど，ストレスに対する反応によって，血管や心臓の病気になりやすいというわけです.

タイプA行動パターンチェックリスト　Self Check!

それぞれの項目に対し「いつもそうである」＝2点，「少しそうである」＝1点，「まったくない」＝0点として計算し，合計点を出してください.

1. 毎日，忙しく，時間に追われる感じがありますか. ------------------0．1．2.
2. 仕事や何かに熱中しやすいですか. ------------------------------------0．1．2.
3. やる以上は徹底的にやらないと気がすみませんか. ------------------0．1．2.
4. 仕事や行動に自信を持てますか. --------------------------------------0．1．2.
5. 緊張しやすいですか. --0．1．2.
6. イライラしたり怒りやすいほうですか. ----------------------------0．1．2.
7. きちんとしないと気がすまないほうですか. ------------------------0．1．2.
8. 早口でしゃべりますか. --0．1．2.
9. 一度に多くのことをやろうとしますか. ----------------------------0．1．2.
10. 他人と競争する気持ちを持ちやすいですか. ------------------------0．1．2.

合計　　　　点

14点以上がタイプA行動パターンです．数字が大きいほど，その傾向が強いといえます.

一方，タイプA行動パターンとは反対の傾向を持つタイプB行動パターンがあります．マイペースで，リラックスしており，非攻撃的であるなどの性格傾向を持つ人のことです．タイプB行動パターンの人は，タイプA行動パターンの人よりも心臓疾患になりにくいことが報告されています．また，タイプC行動パターンという，がんになりやすいといわれる性格傾向も指摘されています．タイプC行動パターンの人は，自己犠牲的であり，周囲に気を遣い譲歩的，怒りなどの否定的な感情を表現せずに押し殺し我慢強い，といった特徴があります．健康の面からも，自身の性格や行動について見直してみることも大切といえましょう．

ほかにも，一般的にストレスに陥りやすいタイプとして，次のようなタイプが考えられます（**表2**）．

表2 ストレスに陥りやすいタイプ

完全主義	几帳面で何事も完全にやらなければ気がすまない人は，自分にも周囲にも完全を求めてしまいます．実際には，いくらやっても自分の欲求に対して完全に満足いくということはないため，イライラしがちです．仕事中心の生活になりがちなため，ワーカホリックに陥り健康を害してしまうこともあります．
まじめすぎる	まじめで責任感が強く，他者に気を遣いすぎる人は，一生懸命合わせていた環境が変化した場合などに，無力感を感じ抑うつ的になってしまうことがあります．
他者評価を気にしすぎる	他者から認められたいためだけに努力をする人は，思うような評価が得られなかったときに，満たされないと感じ，虚しさを抱きがちです．
頑固	自分の経験や価値観にとらわれて，他者の意見に耳を貸さないなどの傾向が強ければ強いほど，柔軟性が失われるため，物事がうまく運ばなかったり，思いどおりにいかずに不満を抱きがちになります．
取り越し苦労が多い	まだ起きてもいないことを心配したり，もしこうなったらどうしようと想像を膨らませるため，さらに心配を大きくしてしまう傾向があります．
未熟な性格	日頃から依存的だったり，周囲のせいにするなど他責的な傾向がある人は，社会に適応しにくいことが多く，抑うつ的になってしまうことがあります．

（山本，1996；山本・曽田，2010を参考に著者作成）

Chapter 2 ストレスによる病気

　ストレス反応の現れ方は人によりさまざまですが，大きく分けて「身体」「心」「行動」の，3つの側面に現れます．

　初期症状では，身体的症状として手足の冷え，頭がスッキリしない，めまい，立ちくらみ，胃もたれ，肩こり，背中や腰の痛み，朝スッキリと起きられないなどが多くみられます．さらに，慢性的にストレスにさらされていると，風邪が治りにくい，急に息苦しくなる，口の中が荒れる，腹痛，下痢や便秘，疲労感や倦怠感，体重減少，おっくう感，睡眠障害などに発展していきます．こうした症状が，さらに身体疾患に発展していくことがありますので，症状が現れ

表1 ストレス関連疾患

1	胃潰瘍および十二指腸潰瘍	17	頸肩腕症候群
2	潰瘍性大腸炎	18	原発性緑内障
3	過敏性腸症候群	19	メニエール症候群
4	神経性嘔吐	20	円形脱毛症
5	本態性高血圧症	21	インポテンツ
6	神経性狭心症	22	更年期障害
7	過呼吸症候群	23	心臓神経症
8	気管支喘息	24	胃腸神経症
9	甲状腺機能亢進症	25	ぼうこう神経症
10	神経性食欲不振症	26	神経症
11	片頭痛	27	不眠症
12	筋緊張性頭痛	28	自律神経失調症
13	書痙	29	神経症的抑うつ状態
14	痙性斜頸	30	反応性うつ病
15	関節リウマチ	31	その他（神経性○○病と診断されたもの）
16	腰痛症		

（中央労働災害防止協会，1986より改変）

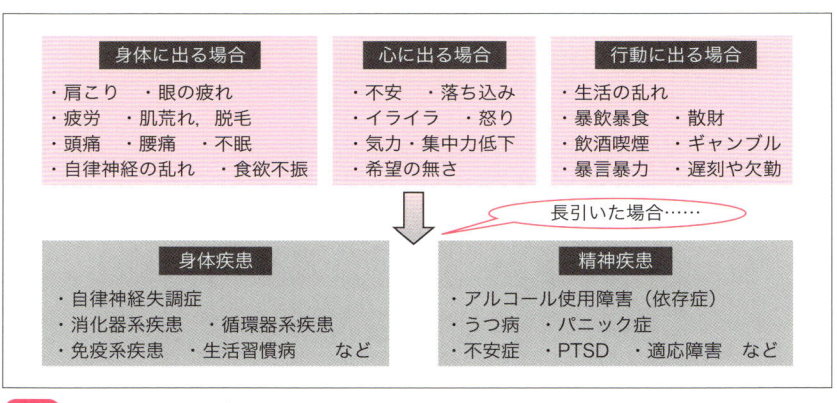

図1 ストレスによる心身への影響 （山本・曽田，2009 より引用）

たら「ストレスのせいだから」と放置せずに，専門医の診断を受けるようにしてください．ストレス関連疾患といわれるものについて，**表1**に挙げました．ストレスがさまざまな疾患と関連があることがわかります．これは先に述べたように，ストレスが自律神経・内分泌（ホルモン）・免疫と関係があり，これらが人体の機能のほとんどすべてと密接に結びついているためです．

心に現れる反応としては，不安，落ち込み，イライラなどがあります．一時的なものなら回復しますが，こじらせると，うつ病やパニック症などの精神疾患に発展してしまうこともあります．

行動に現れる反応としては，暴飲暴食，遅刻や欠勤，仕事のミスやトラブルなど，望ましくない行動が増えたりライフスタイルの乱れが目立つようになったりします（**図1**）．

以下に，ストレスが原因となって引き起こされる精神疾患について，代表的なものを取り上げます．

1. うつ病（DSM-5）

①うつ病の診断

うつ病は代表的なストレス関連疾患で，生涯有病率は 6.5%，うつ病を経験した人は，およそ 15 人に 1 人ということになります．うつ病は心の風邪ともいわれるように，誰もがかかりうる病気といえるでしょう．

米国精神医学会の DSM-5 精神疾患の分類と診断の手引（American Psychiatric Association, 2014）によるうつ病の診断基準によると，①ほとんど1日中，ほとんど毎日の抑うつ気分（空虚感，絶望感），②ほとんど1日中，ほとんど毎日のほとんどすべての活動における興味または喜びのいちじるしい減退，③体重，食欲の減少または増加（1カ月で5%以上の体重の変化），④ほとんど毎日の不眠または過眠，⑤精神運動焦燥（じっとしていられないほどの強い焦燥感）または制止，⑥疲労感，気力の減退，⑦無価値感，罪責感，⑧思考力や集中力の減退，決断の困難，⑨死についての反復的な思考，自殺念慮，自殺の計画，自殺企図，という抑うつエピソードのうち，①②のいずれかを含み，5つ以上の症状が，2週間以上続いている状態をうつ病（DSM-5）としています（ただし他の疾患が原因である症状は含まず，苦痛や障害を引き起こしていること）．

　また，2年以上慢性的にうつ状態が続いているものを，軽度な場合も含めて，持続性抑うつ障害（気分変調症）といいます．

②うつ病の症状

　代表的な抑うつ症状として，気分が落ち込んで憂うつだ，夜よく眠れない，食欲がない，疲労感，将来に希望がない，なかなか決断ができない，何をするのもおっくうだ，無気力，過去のことをくよくよと考える，涙が出る，悲しい・寂しいと感じる，身体がだるい，頭痛や頭重感などが挙げられます．このように，うつ病の症状は多岐にわたりますが，まとめると**表2**の4つに影響を及ぼすといえます．

　食欲低下による体重減少や睡眠障害は自覚しやすく，大幅な体重の変化は見た目でわかることも多いと思います．睡眠障害には，なかなか寝つけない「入眠困難」，夜中に何度も目が覚めてしまう「中途覚醒」，早朝に目が覚めてしまう「早朝覚醒」，すっきり起きられない，寝た気がしないという「熟睡感欠如」，などがあります．

　憂うつな気分になることは，誰にでもあることで珍しいことではありません．日常の抑うつ気分とうつ病との違いは，例えば，日常の抑うつ気分では，「一生懸命取り組んだのにうまくいかなかった」など，何かしらの理由があるのに対して，うつ病ははっきりした理由がない，あるいは，季節の変わり目など気候の変動がきっかけになったりします．また，日内変動があり，午前中に悪

表2 うつ病の症状
1 意欲（無気力，疲れやすい，焦燥感など）
2 感情（抑うつ，興味や楽しみの喪失，絶望感など）
3 思考（思考や集中力の低下，強い罪悪感や自責，死を考えるなど）
4 身体（食欲の減退や増加，睡眠障害など）

く，午後になって持ち直す傾向があります．日常の抑うつ気分は，問題が解決されるとすっきりしますが，うつ病はそもそもきっかけがわからないことも多いので，なぜ落ち込んでいるのか，周囲にもわかりづらいことがあります．怠けだと思って自分を責めるなど，自分ではなかなか自覚できないこともあり，日常生活を大きく阻害することになります．

うつ病は，早期発見・早期対応が肝心です．気になる症状があれば，早めに対処することが肝心です．

③うつ病と自殺

自殺者の約8割がうつ状態であるともいわれ，自殺願望が現れるのもうつ病の症状のひとつです．自殺のサインを見逃さないことで，身近な人の命を守れるのです．自殺のサインとしては，「死にたい」「自殺したい」「生きていくのが嫌になった」というような直接的な表現だけでなく，「楽になりたい」「遠くに行きたい」「ここに来るのもこれが最後だろう」「もうこれ以上耐えられない」「消えてしまいたい」「居場所がない」「自分は何のために生きているのだろう」「自分は誰からも必要とされていない」という間接的な表現が，自殺につながっていることがあります．また，「自殺に関する文書や絵を描く」「リストカット（リスカ）などの自傷行為をする」「『お世話になりました』など，急に改まったあいさつをする」なども要注意です．

④うつ病の人への接し方

周囲にうつ病の人がいる場合，基本的には，見守る姿勢で接することが原則です．気晴らしにと無理に遊びに誘ったり，逆に腫物に触るような態度で気を遣いすぎたりするのも，かえって居心地が悪くなるものです．自然な態度とともに，温かく接することがよいでしょう．中には，責任を感じて退職や退学などの決断を下そうとする人がいますが，重要な決断は「回復してからゆっくり

表3 うつの人への言葉がけ

一般的によい言葉がけの例	「疲れがたまっていない？」「何か困っていることがあるのでは？」「大変だったね」「今はゆっくり休んで」「必ずよくなるよ」「つらかったんだね」「遠慮なく声をかけて」「焦らずにゆっくり治そう」「悩みや不安はいつでも話して」「力になるから」「よく我慢したね」「心配しないで」「私にできることがあれば言ってくださいね」など.
一般的に悪い言葉がけの例	「そんなことでどうするの」「なんでこうなっちゃうの」「がんばって」「早く治してね」「気にしすぎなんじゃないの？」「ポジティブに考えないとダメだよ」
職場や学校に復帰時のよい言葉がけの例	「元気そうでよかった」（歓迎・喜び）,「心配してたけど，安心したよ」（思いやり）,「少しずつ自分のペースを取り戻すつもりでゆっくりやって」（適度な期待）,「何かあったら，いつでも声をかけてください」（支援の申し出）
職場や学校に復帰時の悪い言葉がけの例	「みんなに迷惑かけたんだから，その分頑張らなくちゃね」（プレッシャー）,「本当にもう大丈夫？」「完全に治ったの？」「また何かあったらこっちが困るんだから」（不信感）,「あまり期待していないから」「みんなの邪魔にならない程度でいいよ」（不要感）

(山本・曽田，2010 より引用改変)

考えよう」と先送りしたほうが無難です. 原因追求や過度な励ましも, 本人を追い詰めてしまいますので避けましょう. 「たいへんだったね」「何かあったら遠慮なく言ってほしい」「手助けするから」など, 声をかけてくれる仲間がいるとうれしいものです. 無理に話をさせることはよくありませんが, 話を聴いてもらうと, 精神的に楽になることも多いでしょう. 話を聴くときも, 穏やかな表情で相手の目をみて聴く, うなづくなど相づちを打つ, 相手の気持ちを受け止めるつもりで聴く（共感）ことがよい聴き方です. 無理にアドバイスをしたり, 結論を出そうとする必要はありません. 話をする側は, じっくり聴いてくれてわかってもらえたと感じることで, ずいぶん気が楽になるものです.

　復帰（復職・復学など）にあたっては, 100％の状態で復帰することはまずなく, 60～70％の状態で復帰し, 徐々にペースを取り戻していくのが通常です. うつ病は行きつ戻りつしながら回復していきます.

2. 双極性障害

　うつと反対に, ハイテンション, 興奮, 怒りっぽいなど, 気分が異常に高揚する症状を躁といいます. 米国精神医学会の DSM-5 精神疾患の分類と診断の

手引（American Psychiatric Association, 2014）による躁病エピソードは，①自尊心の肥大，または誇大，②睡眠欲求の減少（例：3時間眠っただけで十分な休息がとれたと感じる），③多弁，④観念奔逸（いろいろな考えが浮かび，考えにひどくまとまりがない），⑤注意散漫，⑥目的にかかわらず活動性が高まり，じっとしていられない，⑦困った結果につながる可能性が高い活動に熱中すること，の7つです．気分の高揚や怒りっぽさとともに，上記の少なくとも4つ以上が，1週間以上続いている場合とし，ただし他の疾患が原因である症状は含まず，社会的または職業的機能にいちじるしい障害を引き起こしていることとしています．

　自分にはたぐいまれな才能や超能力があるなどの誇大な妄想をもったり，買い物が止められず，散財して借金を作ってしまうこともあります．また，周囲の困惑をよそに，トラブルを起こしている本人は，むしろ調子のよさを感じていることもあります．

　躁の症状（躁病エピソード）だけでなく，うつの症状（抑うつエピソード）の時期があるものを双極性障害といいます．双極性障害は，双極Ⅰ型障害（躁状態とうつ状態の時期がある），双極Ⅱ型障害（躁状態とうつ状態の時期があるが，躁状態が軽度である），気分循環性障害（躁状態もうつ状態も軽度だが，2年以上続いている），の3つに分類されます．

コラム　新しいタイプのうつ病

　従来型の病識のない，中高年の働き盛りに多くみられた自責感の強いうつ病とは異なるタイプのうつがみられるようになりました．特徴は，①自責（自分のせいで周囲に迷惑をかけて申し訳ない）よりも他責（周囲や環境のせい）の傾向がある．②過食・過眠のことも多い．③倦怠感があり，夕方〜夜に悪化する．④何か良いことがあると一時的に元気になる．⑤趣味，遊びはできることが多く，周囲からは「病気を理由にして怠けているのではないか」「単にわがままなのではないか」と理解されないことがある．⑥対人関係に敏感（認められたい気持ちが強く，他人に尽くすなど），⑦薬があまり効かない，などです．対応についても，従来型のうつ病のように，社会生活から離れてゆっくり休養をとるのではなく，仕事をしながら社会と切り離さないようにすることもあり，注意が必要です．専門医の指示に従ってください．

3. パニック症

　予期しないときに，突然，動悸，息切れ，めまい，発汗，呼吸困難，震えなどとともに，死んでしまうのではないかという，激しい不安と恐怖を伴うパニック発作を中心とした症状が起こります．症状は，数分以内でピークに達し，その後は自然に治っていきます．予期不安（またあの発作が襲ってくるのではないかという不安）から，その場所に近づけなくなるという回避行動（例：電車やバスに乗れない，エレベータに乗れないなど）をとってしまうこともあります．パニック発作は，以下の症状のうち4つ以上が同時に起こります．

①動悸，心拍数の増加
②発汗
③身体の震え
④息切れ，息苦しさ
⑤窒息感，のどに何か詰まったような感じ
⑥胸の痛み，胸のあたりの不快感
⑦吐き気，お腹のあたりの不快感
⑧めまい，ふらつき，頭が軽くなる感じ，気が遠くなるような感じなど
⑨寒気または熱くなるような感じ
⑩異常感覚（感覚麻痺，うずき感など）
⑪現実ではない感じ，離人感（自分が自分でないような感じ）
⑫どうにかなってしまうのではないかという恐怖
⑬死んでしまうのではないかという恐怖

　パニック発作が起こりやすい場面としては，人混みの中，エレベータの中，電車やバス，飛行機などの乗り物に乗っているとき，会社の会議室，家の中，橋の上やトンネルの中での渋滞，スーパーの行列に並んでいるとき，緊張感が解けてほっとしたとき，一人で留守番をしているとき，寝ているとき，以前にパニック発作を起こした場所などです．

4. 社交不安症（SAD）

　社交不安症（social anxiety disorder：SAD）では，他者の注目を浴びる可能性のある場面で，社交的なやりとり（例：雑談する，よく知らない人に会う）

や，見ている前で何かすること（例：食べたり飲んだりする，人前で話す，誰かが見ている前で電話をする，誰かが見ている前で字を書く，偉い人に紹介されたり話したりするなど）で，極端に緊張し，否定的評価を受けたり，恥をかいたりすることに対して，不安や恐怖を感じてしまいます．

5. 限局性恐怖症

特に危険でも恐れるものでもないはずの特定の物事や状況に，激しい恐怖感を抱きます．（例：飛行機，電車，高所，閉所，暗所，動物，昆虫，血液，注射，雷，台風，嘔吐など）

6. 全般性不安症

日常生活において，理由もなく，あらゆることに過剰な不安と心配（予期憂慮）を抱いてしまい，生活に支障をきたしてしまいます．

7. 広場恐怖症

公共交通機関（自動車，バス，電車，船，飛行機など），広い場所（駐車場，橋など），あるいは囲まれた場所（店，劇場，映画館など）や，人混みや列に並ぶ，または家の外に一人でいるときなどに，不安や恐怖を感じます．

8. 強迫症（OCD）

強迫症（obsessive compulsive disorder：OCD）では，ある考えや行為に取りつかれ（強迫観念），順番に並べる，数える，何度も手を洗う，ガスの元栓を確認するなどの強迫行動を，不合理だと思っていても止められなくなります．強迫行動は，強迫観念や不安を打ち消したり和らげたりするために行われるので，止められなくなってしまうのです．繰り返しの行動は，心の中の行為（祈る，数える，声に出さずに言葉を繰り返す）であることもあります．また，1時間以上鍵のかけ忘れを確認するために，約束の時間を守れなくなってしまうなど，強迫行動により生活に支障をきたしてしまいます．

9. 心的外傷後ストレス障害（PTSD）

心的外傷後ストレス障害（post traumatic stress disorder：PTSD）は，震災などの自然災害，火事，事故，暴力や犯罪被害，戦争やテロ，性的暴力など，生死にかかわるような出来事やストレスフルな出来事（心的外傷＝トラウマ）を体験したり見たりすることが原因となって発症します．また，直接的体験以外にも身近な親しい人が巻き込まれたことを聞いたり，仕事上などで繰り返しストレスフルな現場に曝露される体験（遺体の収集をする緊急対応員，虐待の詳細にかかわる担当者など）も含まれます．その体験が再び起こっているかのように思い出して苦しんだり（フラッシュバック），関連のある場所を避けたり（回避行動），自分が自分でないような感じ（解離：離人感），周囲が現実の世界でないような感じ（解離：現実感消失），神経過敏（過覚醒），逆に感覚や感情が麻痺してしまう，眠れない，抑うつ的になるなど，さまざまな症状が1カ月以上持続します．トラウマ体験後，しばらくたってから症状が出ることもあります．症状が原因となる出来事から1カ月未満に治癒する場合には，急性ストレス障害（acute stress disorder：ASD）と呼びます．

10. 適応障害

ストレス要因となるものがはっきりしており，抑うつや不安，緊張，焦り，身体症状（めまい，発汗，頭痛，腹痛，手足のしびれなど）など，さまざまな反応が現れます．ストレス要因が解消されると症状も改善されます．

11. 身体症状症

特に食生活の乱れもないのに胃が痛むなど，原因不明の体調不良（疼痛，肩こり，めまい，動悸，息切れ，頭痛，腹痛，しびれ，だるさ，疲れなど）が続いているが原因はわからない，というものです．

12. 病気不安症

実際には悪いところは見当たらないし，身体症状がないにもかかわらず，重

い病気にかかっているのではないか，具合がわるいのではないかという不安にとらわれており，不定愁訴（何となく体調が悪い）を訴えることもあります．

13. その他の疾患

　新学期が始まってしばらくして，無気力でやる気をなくしてしまうスチューデントアパシー（学生の無気力症候群），明らかな異常がみつからないのにもかかわらず，腹痛や腹部不快感と便通異常（下痢や便秘）を繰り返す過敏性腸症候群，家庭や自分の健康を犠牲にしてしまうほど仕事に打ち込んでしまうワーカホリック（仕事中毒），誠心誠意打ち込んできたことが報われなかったり，やり遂げた後に突然無気力になってしまうバーンアウト症候群（燃え尽き症候群）など，ストレスとの関連が指摘されるものは，ほかにもあります．

コラム・女性特有のストレス

　女性は男性に比べて，約2倍うつ病にかかりやすいともいわれています．結婚，出産，育児など，人生の転機で環境や役割の変化を受けやすいということも，関係があるかもしれません．また，月経，妊娠や出産，閉経で，ホルモンバランスが大きく変化し，マタニティブルーや更年期障害がうつ病の引き金になることもあります．月経前症候群（premenstrual syndrome：PMS）は，排卵から月経前の1週間前後に，イライラ，落ち込み，情緒不安定などの精神症状や，むくみ，肩こり，肌荒れ，下腹部痛などの身体症状が起こりますが，月経がはじまると，消失・軽減します．個人差はありますが，8割以上の女性が経験しているともいわれています．月経前不快気分障害（premenstrual dysphoric disorder：PMDD）は，さらに精神症状が重く日常生活に支障をきたしている状態です．マタニティブルーは，出産直後に，不安やイライラ，涙が出る，自信がない，傷つき，頭痛，不眠などの症状が出るものの，自然と回復していきます．ただし1カ月以上長引いているような場合は，産後うつ病の可能性もあります．更年期（45〜55歳前後）は急速に女性ホルモンが低下すると同時に，子どもの独立や親の介護などの役割変化や負担の重なりがある時期です．これらがストレスとなり，体調を崩すことも珍しくありません．落ち込み，不安などがひどい場合には，早めに専門医を受診しましょう．

Chapter 3 ストレスと個人的特性

1. 交流分析とエゴグラム

　交流分析（TA：Transactional Analysis）は，アメリカの精神科医エリック・バーンが1950年代後半に創始した人間の心と行動についての理解の方法であり，心理療法です．交流分析は，①自分の特性に気づき，心と体をセルフコントロールできるようになる，②自律性を身につけることで，考え方，感じ方，行動に責任を持てるようになる，などの効果があります．交流分析は，文字どおり，人と人との交流（人間関係）のあり方を通じて自己のあり方を見つめるとともに，人間関係を円滑にし，周囲の人との親密な心のふれあいをめざしています．そして，「人は誰もOKな存在である．人は自分の感じ方，考え方，行動のしかたを決める力を持っている．人は自分の人生，自分の運命を引き受ける責任を負っている」という自律性・自発性につながる哲学（思想）を有しています．

　ここでいう「OK」というのは，安心感がある，信頼している，生きている価値がある，楽しい，強い，役に立っている，やればうまくいくというような肯定的な状態や気持ちの総称です．逆に「OKでない」というのは，安心できない，信頼できない，意地が悪い，何をやってもだめ，劣っている，失敗する，無知である，できないというような否定的な状態や気持ちをいいます．円滑で豊かな人間関係を築くためには，「自分もOK，周囲もOK」というスタンスでありたいものです．

　交流分析には，いくつかの分析と理論（構造分析，やりとり分析，ゲーム分析，脚本分析，ストローク，人生態度，時間の構造化など）がありますが，いずれも具体的で理解しやすく，独立して活用することも可能です．

　交流分析の中でもポピュラーな心理検査のひとつが，エゴグラムです．エゴグラムは，「心的エネルギーのバランスをグラフに表したもの」です．まずは，自分自身のエゴグラムを作成してみましょう（**表1**，**図1**）．

Chapter 3　ストレスと個人的特性　21

表1 自己成長エゴグラム（Self Grow-up Egogram：SGE）

以下の質問に，はい（○），どちらでもない（△），いいえ（×）のようにお答えください．ただし，できるだけ○か×で答えるようにしてください．次に，○を2点，△を1点，×を0点とし，それぞれの項目（CP，NP，A，FC，AC）ごとに合計点を出し，回答用紙に折れ線グラフを作成してください．．

CP

1．間違ったことに対して，間違いだと言います．
2．時間を守らないことは嫌です．
3．規則やルールを守ります．
4．人や自分をとがめます．
5．「〜すべきである」「〜ねばならない」と思います．
6．決めたことは最後まで守らないと気が済みません．
7．借りたお金を期限までに返さないと気になります．
8．約束を破ることはありません．
9．不正なことには妥協しません．
10．無責任な人をみると許せません．

NP

1．思いやりがあります．
2．人をほめるのが上手です．
3．人の話をよく聞いてあげます．
4．人の気持ちを考えます．
5．ちょっとした贈り物でもしたいほうです．
6．人の失敗には寛大です．
7．世話好きです．
8．自分から温かく挨拶します．
9．困っている人をみると何とかしてあげます．
10．子どもや目下の人を可愛がります．

A

1．何でも，何が中心問題か考え直します．
2．物事を分析して，事実に基づいて考えます．
3．「なぜ」そうなのか理由を検討します．
4．情緒的というより理論的です．
5．新聞の社会面などには関心があります．
6．結果を予測して，準備をします．
7．物事を冷静に判断します．
8．わからない時はわかるまで追求します．
9．仕事や生活の予定を記録します．
10．他の人ならどうするだろうかと客観視します．

（つづく）

22 ストレスマネジメント─実践的セルフケア

表1 自己成長エゴグラム（SGE）（つづき）

FC

1. してみたいことがいっぱいあります.
2. 気分転換が上手です.
3. よく笑います.
4. 好奇心が強いほうです.
5. 物事を明るく考えます.
6. 茶目っ気があります.
7. 新しいことが好きです.
8. 将来の夢や楽しいことを空想するのが好きです.
9. 趣味が豊かです.
10. 「すごい」「わあー」「へえー」などの感嘆詞を使います.

AC

1. 人の気持ちが気になって，合わせてしまいます.
2. 人前に出るより，後ろに引っ込んでしまいます.
3. よく後悔します.
4. 相手の顔色をうかがいます.
5. 不愉快なことがあっても口に出さず，押さえてしまいます.
6. 人によく思われようと振る舞います.
7. 協調性があります.
8. 遠慮がちです.
9. 周囲の人の意見にふりまわされます.
10. 自分が悪くもないのに，すぐ謝ります.

（桂・芦原，1999 より引用）

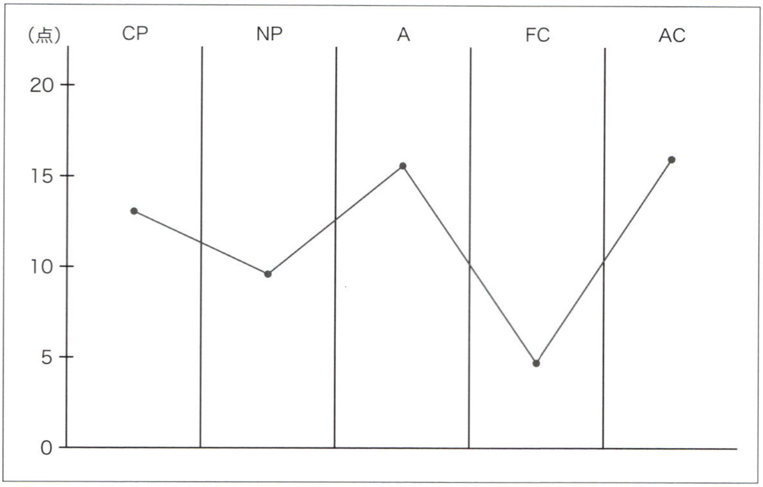

図1 回答用紙・参考：エゴグラムの1例　（桂・芦原・村上　監，1999 より引用改変）

2. 構造分析

①3つの自我状態と5つの働き（機能）

　バーンは，人は3つの自分（P：親，A：大人，C：子ども）で成り立っていると考えました．これを自我状態といいます．3つの自我状態のうち，Pは親の自我状態（Parent）で，子どもの頃に両親が用いた考え方や行動を反映しています．良いとか悪いという価値判断や，道徳，倫理観，あるいは世話をしたり養育的な働きを，まるで親のように表現するときには，Pの自我状態にあります．Pには，厳しさやゆるがない価値観であるCP（支配的な親：Controlling Parent）と，共感的で養育的な優しさのNP（養育的な親：Nurturing Parent）があります．

　Aは大人の自我状態（Adult）を指し，「今ここ」での理性的な状況判断を下す役割をします．PやCの自我状態が，過去の経験とかかわっているのに対し，Aは現在の自分と深くかかわっています．

　Cは，子どもの自我状態（Child）で，子どもの頃に感じたり行動したときと同じように表現するときは，Cの自我状態にあります．Cには，自由に自己表現できる自発性・創造性に富んだFC（自由な子ども：Free Child）と，自分を抑えて周囲に合わせようと努めているAC（順応した子ども：Adapted Child）があります．ACの特徴としては，協調性があり周囲との調和を第一に行動しますが，反面，マイナスに機能すると自発性に欠け，他人に依存しやすい，嫌と言えない，という一面もあります．さらに，普段は大人しいのに，突然，緊張の糸が切れたように反抗したり激高したりすることもあります．普段は聞き分けのよい「ニセの大人」のように振る舞っていても，実際には子どもの未熟性が表れているともいえます．このように，バーンは3つの自我状態には，5つの働き（機能）があると考えたのです（**図2**）．

　自我状態の5つの機能の特徴，言葉，態度について，もう少し考えてみましょう．

CP：Controlling Parent（支配的な親）

　　・特徴…権威的，指導的，道徳的，非難的，断定的

　　・言葉…「すべきだ」「当然だ」「〜しなくてはいけない」「だめだ」

　　・態度…尊大，自信がある，リーダーシップがある，見下げる，鼻にかける，けんか腰

　　CPの高い人は，自分にも他人にも厳しく接する傾向があります．「〜でなければならない」という信念が強いために，自己主張が強く他人に対して批判的

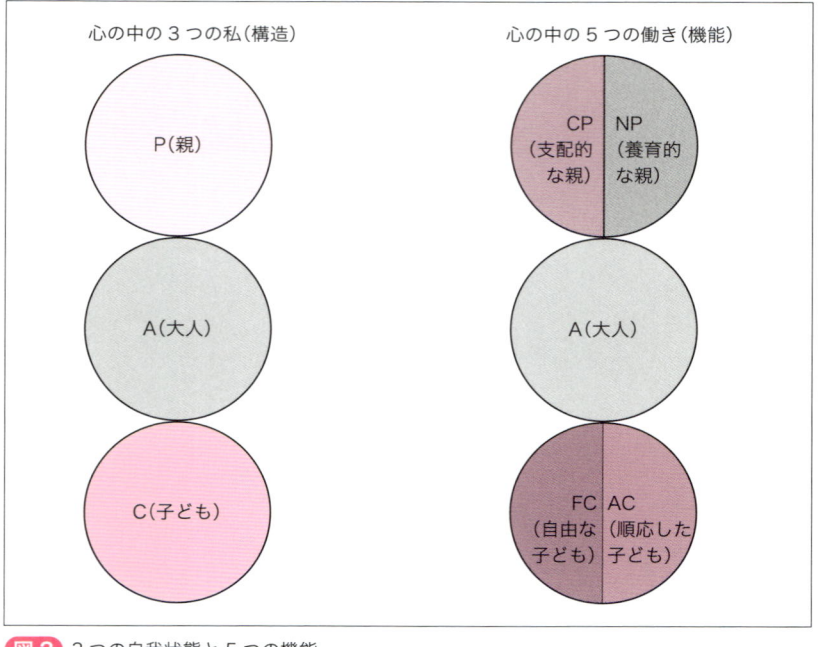

図2 3つの自我状態と5つの機能

になりがちです．反対にCPが低い人は，自己主張することができず，周囲に流されてしまったり，規則や規範にもルーズになりがちです．

NP：Nurturing Parent（養育的な親）

　　・特徴…あたたかい，共感的，優しい，保護的，受容的

　　・言葉…「よかったね」「かわいそうに」「してあげる」「がんばりましょう」

　　・態度…微笑む，気遣う，世話をやく，過保護，肩に手を置く

　NPの高い人は，他人の世話をしたり気配りをする傾向があり，優しく温かみがある態度が特徴ですが，度を越してしまうと，おせっかいや過保護，過干渉になってしまいます．反対にNPが低い人は，優しさや温かみに欠け，周囲に関心が薄いために冷たい人と思われたり，親密な人間関係が築けずに寂しい思いをしがちです．

A：Adult（大人の私）

　　・特徴…情報収集，事実評価，客観的，合理的，知性的，分析的，理性的

・言葉…「いつ，どこで，だれが」「なぜ，どうして」「私が思うには」「具体的には」
・態度…落ち着いた，単調，冷静，対等，観察する，注意深い

　Aの高い人は，冷静に合理的に状況判断して行動することができます．ただし，事実確認や合理的判断を優先しすぎることは，相手の気持ちを無視することにつながりかねないので，注意が必要です．反対にAが低い人は，その時の気分や思いつきで行動しやすく，行き当たりばったりで，後で後悔しがちです．計画性のない行動でミスをするなどで，周囲からの信頼を失わないよう注意が必要です．

FC：Free Child（自由な子ども）
・特徴…感情的，直感的，積極的，好奇心，本能的，行動的，開放的，楽観的
・言葉…「わー」（感嘆詞）「やって」「お願い」「うれしい」「ほしい！」「好き！」「きらい！」
・態度…開放的，のびのびした，自由，明るい，無邪気，ふざける

　FCの高い人は，自由に感情を表現し行動するエネルギーに富んでいますが，自分の欲求を通そうと自己中心的になる，わがままになるなどの点に注意が必要です．反対にFCが低い人は，生き生きとした面に欠けているために娯楽や遊びを楽しめず，感情表現も乏しくなり，生きる喜びが感じられなくなったりします．無邪気な子どもの頃に備わったFCは，私たちが生きるうえでとても重要なエネルギーなのです．

AC：Adapted Child（順応した子ども）
・特徴…協調的，調和を重んじる，依存的，順応的，感情抑制，消極的，反抗的，挑戦的
・言葉…「お忙しいところすみませんが」「〜してもよろしいでしょうか」「もういいです」「自信ありません」「どうせ」「たぶんできません」
・態度…気を遣う，迎合する，同情を誘う，ため息，おどおどする，まともに見ない

　ACの高い人は，自分より周囲を優先させてしまう傾向があります．過剰適応ぎみで，たとえ不満があってもそれを押し殺して我慢してしまうので，ストレスがたまり，我慢の限度を超えたときに爆発してしまう（反抗的な態度や体調不良など）ことがあるので注意が必要です．反対にACが低い人は，マイペースな反面，協調性に乏しく，頑固で周囲に合わせようとしない傾向があり，周

26 ストレスマネジメント―実践的セルフケア 88002-867 JCOPY

囲から浮いてしまいかねません.

②エゴグラムによる自己分析

あなたが, もし誰かに「困っているんです…」と助けを求められたら, あなたは何と答える (あるいは感じる) でしょうか?「また相談か!少しは自分で解決すべきだよ」(CP),「どうしたの?力になるわ」(NP),「詳しく状況を教えてください」(A),「今度はどんなこと?聞かせて! (嬉しそうに)」(FC),「力になれないとは思うけど……」(AC). 先に述べたように, エゴグラムは心的エネルギーのバランスですから, 内面的な感情だけでなく, 態度, 行動や言葉などの外的な表現にも表れます. また, どのエネルギーにも, それ自体に良い悪いということはありません. どのエネルギーもプラスに働くこともあればマイナスに働くこともあり, その時々の状況に合わせて適切に使われることが大切です.

【ワーク1-自己分析】

先に作成したエゴグラム (**表1・図1**) を用いて自分のエゴグラムの特徴を分析してみましょう. エゴグラムの自己分析は次の手順で行います.

a. 一番高いエネルギーは何ですか? 一番高いエネルギーはあなたにとって最も特徴的なところです. b. 次に, 一番低いエネルギーは何ですか? これもあなたにとって特徴的なところのひとつです. c. Aの高さはどのくらいありますか? Aは, 5つの心的エネルギーをコントロールするところでもあり, ふさわしい状況でふさわしいエネルギーを用いるためには, ある程度のAが必要です. できるだけ具体的に自分の特徴を分析してみましょう.

それでは参考までに, 典型的なエゴグラムパターンを紹介します(**表2・図3**).

表2 エゴグラムパターン

①理想的パターン

NPが高い, なだらかな「への字型」で, 他者志向的で人付き合いがよく, 相手に親切に接します. 人間関係も円滑でストレスをためにくいパターンといわれています.

②合理的パターン

Aが高い「山型」で, 合理的・理性的に物事を捉えて判断し, 進めていくタイプです. 効率的に物事を進めていくことに関心がありますが, ただしAだけが突出していると,「思いやりがない」「面白みがない」などと思われてしまうことがあります.

表2 エゴグラムパターン（つづき）

③奉仕パターン

NP と AC が高く，FC が低い「N 字型」で，相手に「親切にしたい」「協力したい」という尽くす気持ちがある反面，自分のやりたいことを抑えている（または感じない）ため，ストレスがたまることがあります．FC を上げて，上手にストレス解消することが大切です．

④芸術家パターン

CP と FC が高く，NP と AC が低い「逆 N 字型」で，自己主張の強い人に見られるパターンです．自分の目標や欲求へのエネルギーは高く，我が道をまい進する芸術家タイプといえます．反面，他者への関心が薄く周囲の気持ちを考えないので，孤立してしまう可能性もあります．この場合，NP を上げることが自己成長につながります．

⑤V 字型パターン

CP と AC が高く，A が低い「V 字型」は，「ねばならない」という責任感に縛られた自分と，「何でも言われたとおりに」という言いたいことの言えない控えめな自分の間に葛藤が生じやすいパターンです．さらに冷静に現状を判断する A が低いために，どうすることもできなくなってしまうのです．この場合，A を上げることが大切です．

⑥依存パターン

AC が最も高く，NP が最も低いパターンです．CP は高くなく，責任感はそれほど強くありません．自分に自信がないために，何でも他者に頼ることをよしとし，依存してしまいがちなパターンです．「ギブ＆テイク」で相手に何かしてあげること，NP を上げることが自己成長につながるでしょう．

⑦W 字型パターン

CP と AC が高く，「V 字型」の A が高いパターンです．A の現実検討力があるので，自分の置かれた状況を理解してさらに悲観的になってしまう可能性があります．ストレスをためやすいパターンですので，NP を上げて周囲とのかかわりに興味をもつことや，FC を上げてストレス発散を上手にすることが大切です．

⑧M 字型パターン

NP と FC が高い「M 字型」は，明るく楽しくて，周囲とのかかわりが好きな人にみられるパターンです．A が発展途上の若者にも多くみられます．あまり極端な M 字型ですと，自分勝手で行き当たりばったりになりやすいので，低い自我状態の CP・A・AC を上げるとよいでしょう．

⑨ワンマンパターン

CP が極端に高く，AC が低い「右下がり型」のパターンは，柔軟性に乏しく頑固なのが特徴です．命令的で「ねばならない」という気持ちが強く，他者の言葉に耳を傾けようとしません．思いどおりにいかないと腹を立て，楽しむことも上手でないので，ストレスがたまります．ストレス解消をして FC を上げる，周囲と協力するための AC を上げるとよいでしょう．

⑩自己喪失パターン

AC が極端に高く，CP が低い「左下がり型」のパターンは，周囲に気を遣いすぎているのが特徴です．しかも，「自分がどうみられているか」「他者評価」を気にしすぎていることが多く，自信を持てない状態です．他者に注意・忠告をすることもできません．自分自身を客観的に判断する A を上げる努力をしつつ，CP や NP を上げるとよいでしょう．

（山本，1996 を参考に著者作成）

28 ストレスマネジメント―実践的セルフケア

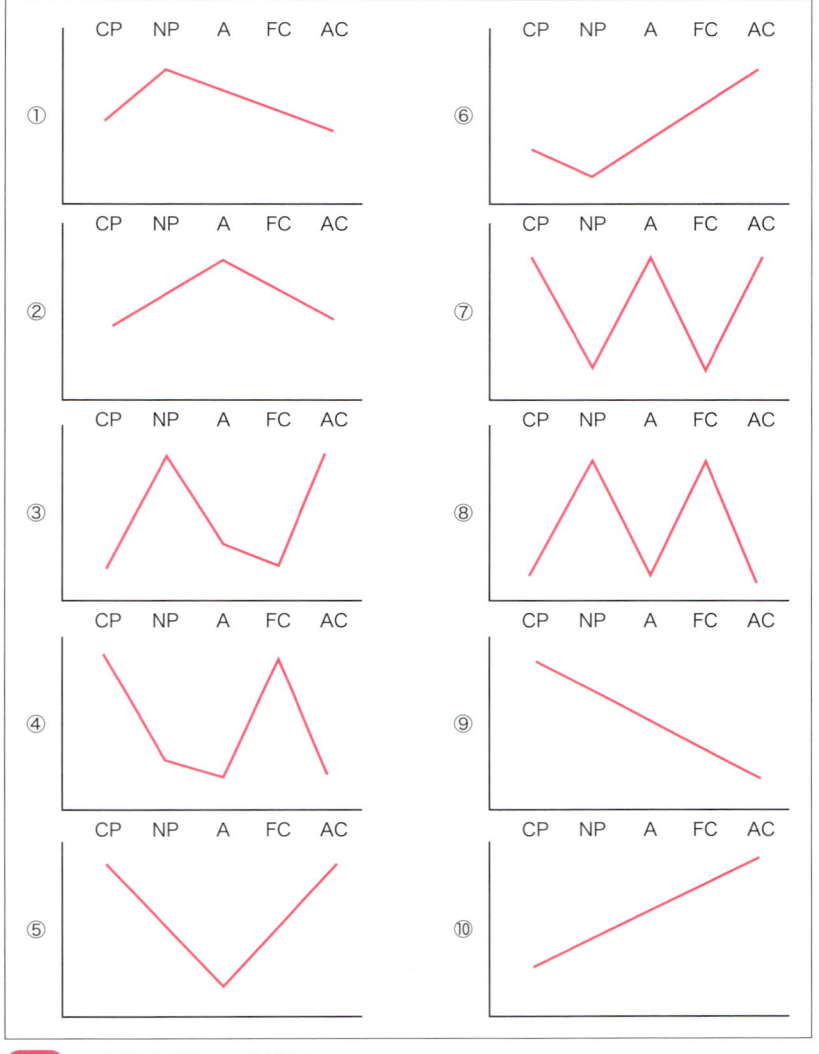

図3 エゴグラムパターンのグラフ

③エゴグラムによる自己改革
【ワーク 2-自己改革】

　ワーク 1 で，作成したエゴグラム（**図 1**）の上に，自分の理想とするエゴグラムを別の色で描き，どうしたら近づけるか考えてみましょう．その際，今現在のエゴグラムと，あまりにかけはなれた形（パターン）を描かないようにしてください．今の自分の特徴を無視してまったく違う自分に変わろうとするのは，現実的ではありません．また，エネルギーの総量が現状のエゴグラムと変わらないようにします．その人が生来持っているエネルギー量は，特別な理由がない限りそれほど変化しないからです（ストレス病などで一時的にエネルギーが落ちているということは考えられますが）．これを「エネルギー一定の法則」といいます．

　実際には，高すぎるエネルギーを低くするというのは，なかなかうまくいかないものです．なぜなら，高いエネルギーはその人の最も特徴的なエネルギーだからです．そこで，低いエネルギーを高くするための努力をすることで，結果として高いエネルギーが低くなると考えます．このように低いエネルギーを上げ，その分だけ高すぎるエネルギーを下げるという方法で，バランスのとれたエゴグラムに成長させていくことができます．自己成長エゴグラムというネーミングもここからきています．

　では，どうしたら低いエネルギーを高めることができるのでしょうか．それには高めたい機能を発揮するための行動をとればよいのです．行動変容により目的とする自我状態の機能が活性化され，感情や思考にも影響を及ぼし，結果として，なりたい自分に近づくことができるのです．具体的な行動例を挙げてみました．あくまでも例ですので，皆さんにあった方法を考えて実践してみましょう（**表 3**）．

3. ストローク

　ストロークとは，相手の存在を認めるやりとり（働きかけ）のことですが，バーンは，ストロークが単なる情報伝達手段ではなく，人の心を安定させる（安らぎを与える）ものであると考えました．さらに，ストロークがなくては生きていけないこと，私たちにとってストロークがいかに大切であるかを，教えてくれたのです．次は，バーンの示したストロークの分類です（**表 4**）．

表3 自我状態の機能の高め方

CP の高め方	自分の意見を持ち主張することを心掛ける，決めたことを最後までやり抜く，相手の間違いはできるだけその場で注意する，約束や時間を守る，計画を立ててそのとおりに行動する，自分の言動に責任をもつ，どっちでもいいではなくどちらにするか自分で決めるなど．
NP の高め方	親切心をもって接するようにする，世話をやく，相手のよいところを見つけてほめる，相手の趣味などに関心を示す，相手の立場や気持ちを理解し行動する，進んであいさつする，優しい言葉をかけたり贈り物をしたりするなど．
A の高め方	物事を客観的に捉える練習をする（日記や家計簿をつける，新聞や推理小説などを読む，ニュースやドキュメンタリー番組を見るなどもよい），相手の言ったことを「～ということですか」と確認する，自分の行動を振り返り反省するように心掛ける，関心を持ったことについて自分で調べる，1日，1週間，1カ月の計画を立てて行動する，結果を予想するなど．
FC の高め方	積極的に娯楽（テレビ・映画・スポーツなど何でも）を楽しむようにする，できるだけ気分転換をして楽しいことを考えてみる，興味をもったら積極的に新しいことに取り組んでみる，進んで雑談に加わるなど人の輪に入ってみる，「うれしい」「おいしい」などの素直な表現をする，楽しいときは声を出して笑うなど．
AC の高め方	相手の言い分に従う機会を作るようにする，相手の話に対して聞き上手になる，相づちをうち途中で口を挟まないようにする，相手の気持ちを気遣う，「すみません」「～していいですか」などの言葉を多く使ってみる，時には遠慮したり妥協したりする，言いたいことがあっても時には我慢してみるなど．

表4 ストロークの分類

肯定的ストローク（ポジティブ）	言語的なもの：あいさつする，励ます，感謝の意を表す，ほめる，「好き」などの直接的な言語表現
	非言語的なもの：なでる，握手する，抱きしめる，手をつなぐ，肩をもむ，微笑む，贈り物をする，手を振る，うなづくなど．
否定的ストローク（ネガティブ）	言語的なもの：叱る，注意する，嫌味を言う，「嫌い」などの直接的な言語表現
	非言語的なもの：舌打ちする，にらむ，見下す，無視する，殴る，蹴る，突き飛ばす，押さえつける，ひっかくなど．

このほかに条件付きストロークと無条件ストロークという考え方があります．条件付きストロークというのは，何かをした結果についてストロークすることで，例えば，仕事の成果についてほめるというのは，肯定的条件付きストロークとなります．無条件ストロークというのは，その人の存在そのものに対してのストロークのことをいいます．「あなたがそこにいてくれるだけでうれしい」というのは，肯定的無条件ストロークです．条件付きストロークは，教

育的ストロークでもあるといわれます.「〜できたからすばらしい」とほめると, 次もほめられようと努力するでしょう. 逆に, 「〜しなかったのはよくない」と注意されると, 次は注意されないように気をつけるからです. ここで気をつけたいのは, 条件付きばかりでほめていると, 次第に「じゃあ, 仮に〜できなかったら自分はダメなのか」という心理に陥ってしまう, ということです. 人は誰でも生まれながらに, 無条件の肯定的ストロークを求めています. 無条件の肯定的ストロークをくれる人に心を開き信頼を感じます. 実際には, いつもいつも無条件の肯定的ストロークばかり用いるというわけにはいきませんが, 普段から肯定的なストロークを多くしコミュニケーションを密にして, 信頼関係を築くことが, 親密な交流をもつことに役立つのです.

そのためには, 「他人を変えるより自分が変わる」ことです. コミュニケーションをよくするためには, 相手のダメなところを探すという視点でなく, 普段から相手のよいところを見つけるという視点を持ちましょう. 肯定的ストロークが, 相手の心を動かし行動変容をもたらすこともあるのです.

4. ゲーム分析

①（心理的）ゲームとは何か

あるカウンセリングの場面です. クライエントが仕事のストレスについて相談し, カウンセラーが答えています. (以下, クライエント：Cl, カウンセラー：Cor)

Cl：パソコン仕事で目が疲れるのですが.

Cor：仕事の中で1時間に5分程度, 目を休めたらどうですか?

Cl：そうできればいいんですが, そうもいかないんです. 経理の仕事ですから, パソコンを使わないと仕事にならないんです.

Cor：では, 昼休みにアイマスクをして目をつぶるなどして, 目を休めたらいいでしょう.

Cl：そうもいかないんです. 昼休みも十分にとれないほど忙しいんです.

Cor：それほど忙しいなら, 仕事量を上司に相談したらどうですか?

Cl：何度言ってもダメなんです. 何とか自分で工夫してほしいと言うんです.

Cor：でしたらせめて, 家に帰ってから, 気分転換をしたり目を休めるようにしたらどうですか?

Cl：TV や DVD を見るのが好きなので，どうしても目を使ってしまいます．音楽鑑賞などですと余計に考えてしまって，ストレスになるんです．

Cor：アロマを焚くとか，よい香りでリラックスできますよ．

Cl：前にやってみたんですがダメでした．向いてないんですかね．

Cor：（あきれたというように）それならお好きなように，勝手におやりなさい！（思わず声を荒げる）

Cl：はぁ，すみません．（またやってしまった，というようにため息）

Cor，Cl：……（よいアドバイスをできなかった無力感（Cor），叱責を受けたことによる困惑（Cl）など）

　何気ない会話からはじまり，次第にエキサイトし，最後には何とも後味の悪い結末です．カウンセラーがアドバイスをしますが，クライエントはもっともな理由をつけて拒否し，遂にはカウンセラーは「もうお手上げだ！」と言わんばかりに話を打ち切ってしまいます．あとには，気まずい空気が流れています．カウンセラーは，クライエントに満足のいくアドバイスができなかったことに対して無力感を感じ，また，声を荒げて投げ出してしまったことに後悔を感じるでしょう．クライエントも，よいアドバイスが得られないばかりか，叱責された困惑や，症状が改善されないことへの無力感を味わうかもしれません．いずれにしてもお互いに嫌な感じが残ります．

　実は，ここにはクライエントの「あなたには私の問題が解決できるわけがないですよ．できるものならやってごらんなさい」という裏のメッセージがあり，**図4**のような「裏に隠された心理的なやりとり」が成立しています．このような，裏に隠された真意がある一連のやりとりを，交流分析では（心理的）ゲームといいます．ゲームにおいては，「表面に現れたやりとり」は大きな意味を持ちません．ゲームは，決まりきった一連の流れ「ゲームの公式（Formula G）」に沿って（**図5**）進行します．まず「仕掛け人」がわなを仕掛け（Con），さまざまな「弱み（Gimmick）」を持った人が乗せられます．前述のケースでは，カウンセラーという役割（弱み）も手伝って，まんまとゲームに乗ってしまうわけです．そして，しばらく表面上の冷静に見える応答（反応：Response）が続きますが，切り換え（Switch）が起こると（カウンセラーが声を荒げる），二人は困惑（混乱：Cross-up）し，続いて後味の悪い結末と嫌な感情（ラケット感情※：困惑・無力感・罪悪感など）を味わいます（報酬：Pay-off）．ゲームは，いつも予想できる結果に向かって進行するため，当事者たちは「またやっ

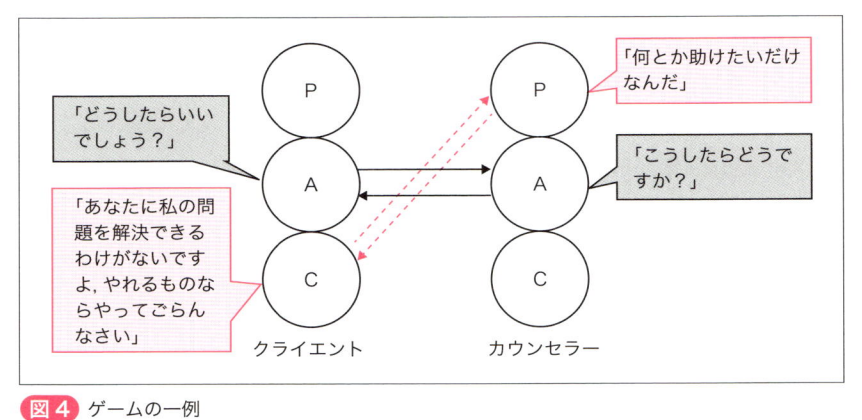

図4 ゲームの一例

黒い吹き出しの対話は、「表面に現れたやりとり」を表し，赤の吹き出しの対話は，「裏に隠された心理的なやりとり」を表しています．

$$C + G = R \rightarrow S \rightarrow X \rightarrow P$$

わな
（Con）＋弱み
            （Gimmick）＝反応
                        （Response）→切り換え
                                    （Switch）→混乱
                                                （Cross-up）→報酬
                                                            （Pay-off）

図5 ゲームの公式（Formula G）　　　　　　　（スチュワート・ジョインズ，1991 より引用）

てしまった」「どうしてこんなことになったのだろう」と困惑する結末を迎えることになります．バーンは，ゲームについて，予測できる結果に向かって進行すること，しばしば反復的で表面的にはもっともらしいやりとりの繰り返しであること，本人の気づきのないところで進行することが特徴であるとし，日常的にさまざまなゲームが行われていると述べています．もちろん，真の対話は，裏側にあります．あの人と，以前もこんな嫌な対話をしたことがある……という場合には，ゲームをしている可能性が大きいのです．

※ラケット感情とは，本物の感情を代用した「ニセの感情」のことをいいます．例えば，本当は怒りを感じているのに混乱したり，悲しんだりするなどです．これらは，本人の気づきの外で行われます．

②エリック・バーンによる（心理的）ゲームの例

　バーンは，著書「人生ゲーム入門」の中で，ゲームにユニークな名前をつけ，さまざまな例を挙げて説明しています．

a. 生活のゲーム

・アルコール中毒者

　バーンは，ゲームの代表的な例として，アルコール中毒[※1]者と，周囲の人々との関係を挙げています．アルコール中毒者は，口では「本当に悪かった，私の習慣をやめるようにしていただけますか」と言うものの，隠れて酒を飲んでしまいます．それも空き缶やビンをゴミ箱に捨てるなど，見つかりやすい場所に捨てるため，案の定，家族に見つかり厳しく叱責されることになります．さらに「今回だけは見逃してあげたらどうか」などと救済する人が現れ，しぶしぶ「じゃあ今回だけ」と許されるものの，結局また酒を飲むという行為を繰り返してしまいます．バーンによるとゲームを進行させる脇役として，酒を売る酒屋や飲み屋の店員なども登場します．

・キックミー（私を蹴ってください）

　救済してくれようと手を差し伸べてくれた人に対して，感謝しつつも，いつも「恩を仇で返す」ような行動をとり，結果として相手は離れていってしまいます．本人は「どうしていつもこんな目にあうのだろう」「私はいつも不運にみまわれる」と嘆きます．

・さあ，つかまえたぞ，この野郎

　相手のミスを見つけてここぞとばかりに非難を浴びせるなど，事を荒立てたうえで相手を打ち負かし，自分の言い分を通そうとします．

・あなたが私にさせたことといったら

　ミスやトラブルを相手のせいにして，「あなたのせいで」と相手を責めますが，実際には自分の不注意が招いたものであるために，結果として，周囲から孤立してしまいます．

b. 結婚生活のゲーム（夫婦のゲーム）

・追い詰め

自分の問題点を棚に上げ，相手を責めてしまいます．例として，妻が夫に「映画に行きたいけど……今月は家計が苦しいから」と，本当は夫と出かけたいのに余計なひと言をつけたしてしまいます．すると夫は，「じゃあ，子どもたちだけつれて行ってくるよ」と，妻を置いて出かけてしまい，妻はがっかりします．そして，素直に夫と二人で行きたいと言えなかった自分を棚に上げて，自分の気持ちを汲んでくれなかった夫に対して不愉快な思いを抱きます．

・法廷（典型的な例として，バーンは夫婦喧嘩の仲裁を挙げています）

夫婦喧嘩を仲裁しようとしたものの，「私の話を聞いてください」「本当の話はこうなんです」とお互いに主張する夫婦の間で，すっかり参ってしまいます．まるで法廷で主張しあう原告と被告の争いに判決を下さなければならない裁判官のような立場に閉口するものの，もともとが良否がはっきりしない争いであり，無力感を感じます．

・苦労性（苦労する主婦）

何でも頼まれたことを断れない人が，自分の能力以上のことを引き受けてしまい，周囲にも目に見えて大変そうに映るため，心配をかけています．本人は「大丈夫」と言いますが，ついに疲れて倒れ，約束を果たせなくなってしまいます．結果として，周囲に迷惑をかけることになり，「こんなに一生懸命やったのに」とねぎらってもらいたいと思っても，周囲からは同情を得られないというものです．

c. パーティゲーム（社交的な場面でのゲーム）

・シュレミール

相手に迷惑をかけるような行為をわざとして「申し訳ありません，うっかりして」と謝罪します．相手はわざとでないと思い，謝られたことで我慢しますが，次から次へと失敗を繰り返して迷惑をかけられ，さすがに堪忍袋の緒が切れてしまいます．

・はい，でも

　相手にアドバイスを求めておきながら，アドバイスをするとそれに対して「はい，でも，それはできないんです」と，ことごとく理由をつけては否定し，相手に無力感を味わわせます．自分自身も解決策がみつけられないということで落ち込んでしまいます[2]．

d. セックスのゲーム（男女のゲーム）

・ラポ：異性の気を引くような容姿や態度をとっていながら，相手がその気になって近寄って来ようものなら相手を拒絶し，落胆させます．

e. いいゲーム

　バーンは，常識的かつ建設的な行為としての，ほめ言葉や人助け，努力についてを，「いいゲーム」と呼んでいます．

（バーン，2000 を参考に著者作成）

[1] アルコール中毒：ここでは米国精神学会の DSM-5 におけるアルコール使用障害の意で使用．
[2] p31 のカウンセラーとクライエントの対話は，この「はい/でも」のゲームにあたります．

③（心理的）ゲームをやめるには

Q あなたが何度か経験したこじれた対話（ゲーム）を挙げてみましょう．それは，誰とどんな場面で起こりましたか？　その対話に伴う嫌な感情（ラケット感情）は何ですか？

A （回答例）X さんには，よく約束を忘れる友人 Y さんがいます．X さんは大切な約束がある前日に，Y さんに確認しなかったので忘れるのではないかと案じていました．案の定，翌日の約束の時間に Y さんは現れず，X さんだけでなく周囲の人にも迷惑をかけてしまいました．X さん「何で忘れてしまったのか？」，Y さん「昨夜までは覚えていたんだが」，X さん「手帳に書いたらどうか？」，Y さん「手帳には書いたんだが見なかったんだ」……など，釈明とともに「こんなことになって，申しわけない」と平謝りする Y さんに，X さんは次第に怒りがこみあげて，「どうしていつも約束を守れないのか！ダメな奴だな！」と声を荒げて責めてしまったのです．X さんは大声を挙げてし

まったことに居心地の悪さを感じ，Yさんは約束を守れない自分に落ち込んでしまいました．

（解説）この場合，Xさんからは「追い詰め」，Yさんからは「キックミー（私を蹴ってください）」のゲームをしているといえるでしょう．表面的には**図6**のように大人（A）の自我状態による応答がなされていたと考えられます．しかし，実は，Xさんは「お前はなんてダメな奴なんだ！」と相手を責め，Yさんは「私はダメな人間ですからどうぞ蹴って（非難して）ください」という，「裏に隠された心理的なやりとり」をしています．なぜ，こんな非生産的ともいえるやりとりが行われるのでしょうか．それは，Xさんは相手を負かして優位に立ちたいという心理的な構え（傾向）を，Yさんは自分の存在価値が低いに違いないと信じる心理的な構えを，自分自身で証明し，強化するために行っているからです．もちろん，これらはそれぞれの気づきの外で行われていますから，混乱（Crossup）の後に，二人とも嫌な感情である「ラケット感情」を味わうことになります．（Xさんのラケット感情：イライラ，後悔，優越感（無意識に），Yさんのラケット感情：落ち込み，自己卑下，後悔）（**図6**）．

ゲームから解放されるには，もしゲームを行っていることに気づいたら，対話を切り換えるか，切り上げて立ち去ることです．そして，どうしてそのような対話になるのか，裏に隠された真意について考えてみることです．ゲームが行われる背景には，ストローク不足が考えられます．先にあったように，私

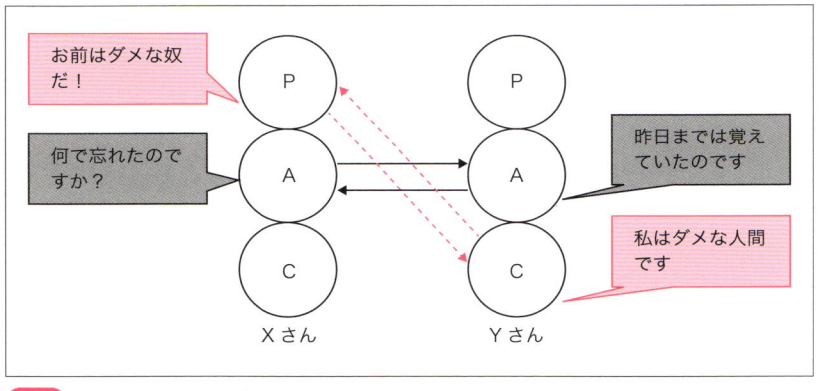

図6 XさんとYさんのゲームの図式

黒い吹き出しの対話は，「表面に現れたやりとり」を表し，赤の吹き出しの対話は，「裏に隠された心理的なやりとり」を表しています．

たちはストロークなしには心の安定を得られません．もちろん，肯定的スト
ロークを欲しているのですが，ストロークが極端に足りない，欠乏状態に陥っ
てしまうと「ストローク飢餓」※となります．「ストローク飢餓」に陥ると，例
え否定的ストロークでもいいから，相手からストロークを引き出そうとしま
す．つまりストローク飢餓に陥った人が，屈折した方法でストロークを得よう
とした結果が，こじれた対話（ゲーム）を招いてしまうのです．肯定的ストロー
クを得るための，相手を喜ばせたりほめてもらえるような働きかけは，それな
りに知恵や労力を要する場合が多いでしょう．しかし，否定的ストロークを得
るのは比較的簡単で，相手の怒りを買うような言動をとれば得られます．ゲー
ムを避け，安定した人間関係を築くためには，普段から肯定的ストロークによ
る対話を十分に行い，裏のないストレートなコミュニケーションを心掛けるこ
とが大切です．

※ストローク飢餓：ストロークの欲求が満たされない状態，欠乏状態．

コラム・ゲームでは役割が頻繁に入れ替わることがある!?

　ゲームには，「迫害者」「救援者」「犠牲者」の役割があり，役割がくるりと入れ
替わることがあります．例えば，P31 の「はい，でも」のゲーム例をとると「何か
いい方法はありませんか」と尋ねられたカウンセラーは，最初のうちは「○○した
らどうですか」と「救援者」の役割をしています．しかし，クライエントのあまり
のしつこさに，「そんなことを言っているからいつまでもできないんですよ．いい
加減一つぐらい実践してみたらいいじゃないですか」などと「迫害者」になったり
します．あるいは，それまで「犠牲者」だったクライエントが，突然「カウンセ
ラーのくせに親身に話を聞いてくれないのか」と怒りをあらわにし「迫害者」にな
るかもしれません．カウンセラーが「どうもすみません」と謝り，最終的に「犠牲
者」となることも考えられます．このような目まぐるしい役割変化を伴う対話は，
まるで本当にスポーツや遊びのゲームのようです．表面上のやりとりであって真意の
やりとりでないことも，納得できますね．

---

5. 脚本分析

　人生は決断の連続です．私たちは，進学，就職，結婚，家族，引っ越しなど
のライフイベントから日常生活の些細なことに至るまで，さまざまな場面で，
時には無意識に自己決定を行っています．交流分析では，このような「人生を

どのように生き抜くかというやり方を決定すること」を「(人生) 脚本」と呼び、「無意識の人生計画」としています。人生は、あたかも予め書かれた映画やドラマのシナリオのように進行し、ある結末に向かって導かれているということです。脚本分析は、交流分析の集大成であり、最終的な目標といえます。ここでは、脚本分析の核となるいくつかの理論を紹介します。

①ドライバー (駆り立てるもの)

ドライバーは、幼少期に受け取った、親 (P) からの教育目的で発せられたメッセージが元になっています。「人には親切にしなさい」「自分の力で頑張りなさい」「急いで!」「お兄ちゃんは (お姉ちゃんは) 泣かないで (我慢しなさい)」「最後まできちんとやりなさい」など、メッセージそのものは、教育的で一般的なものです。ところが、ドライバーは未熟な子ども時代に受け取っているため、大人 (A) の判断がうまくできないままメッセージに従って成長し、私たちの内に根づいていくことになります。

私たちを駆り立てるドライバーメッセージは、「他人 (親) を喜ばせよ」「一生懸命やれ」「急げ」「強くあれ」「完全であれ」の5つに分類されています。

ドライバーは、「もし誰かを喜ばせることができたらよいのに」「もし一生懸命取り組んだら認められるのに」「もし誰よりも早くできたら満足なのに」「もし相手に弱みを見せなければ尊敬されるのに」「もし完全にできれば認められるのに」など、強い誘惑をもって、数秒から数分の短時間で私たちを駆り立てます。その理由は、「もし~したら (他人 (親) を喜ばせたら、一生懸命やれば、急げば、強くあれば、完全であれば) OK だけど、そうでなければお前は OK でないよ」という、条件付き OK のメッセージが隠れているからです。また、ドライバーが発動された当初は、一時的に爽快感などのポジティブな感情を伴うことがあるかもしれません。しかし、いくら求めても、「他人 (親) を喜ばせ続けられない」「いくら努力しても満足できない」「いくら速くこなしても満足できない」「強い自分を装い続けられない」「完全ではあり続けられない」ことから、最終的に破綻をきたしやすいのです。

ドライバーは、大人になってからもさまざまな局面で無意識に想起され、私たちを駆り立てます。ライフスタイルとして日々の生活に影響を与えるドライバーは、一見肯定的なメッセージであるためその人の信条 (モットー) となりやすいといえます。また意識化されやすいため、自己洞察の手がかりとしても

有用であり，行動から観察することも可能です．

　ドライバーの中には，ストレスを感じていない状況では，ポジティブで健康的な心理状態を保ちやすいものもあります．「一生懸命やれ」には，目標を掲げ自己決定した負荷としての出来事に前向きに対処しようとする傾向があり，弱いながらストレス耐性を養成することが認められています．しかし，多くはストレスが高まると心理状態が悪化することがわかっています（押川，2012）．ドライバーをどう扱うかは，その人が置かれた状況によって判断すべき，という考え方もあります．ドライバーの裏に，後述する禁止令などの複雑な（人生）脚本を持っているケースがあるからです．とはいえ，ドライバーはもともと他者の承認を得たいという隠れた目的が存在するので，それを自らの目的にシフトすることで，建設的な行動がとれるようにすることが望ましいといえます．

　ドライバーの誘惑から解放されるためには，自分のドライバーに気づき，ドライバーが発動されたことに気づいたら，逆のメッセージを用いることです．5つのドライバーに対応するメッセージは，「（他人よりも）自分を喜ばせて（大切にして）いい」，「それをしさえすればいい（やるべきことをやって完了させよ）」，「十分時間を取っていい」，「オープンであり自分の欲求を表現していい」，「今のままで十分いい」です．繰り返し自分に言い聞かせるなど，意識的に用いることで，一朝一夕にとはいきませんが，だんだんと解放されていくというわけです．（**表5**）

表5 5つのドライバーと解放されるためのメッセージ

	5つのドライバー	解放されるためのメッセージ
1	他人を喜ばせよ	自分を喜ばせていい
2	一生懸命やれ	それをしさえすればいい
3	急げ	十分時間を取っていい
4	強くあれ	オープンであり自分の欲求を表現していい
5	完全であれ	今のままで十分いい

　次のチェックシートは，ドライバーに伴う心理的側面と行動的側面を測定するものです．あなたのドライバーをチェックしてみましょう．（**表6，図7**）．

表6 ドライバーズチェックシート質問紙

ドライバーズチェック

以下の項目について，あなた自身が最もあてはまると思う番号1つに○をつけてください．

あまり考えずに，直感で答えてください．3：どちらともいえないばかり選んでしまうと，変化の乏しいものになってしまうので，できるだけつけないほうがよいでしょう．

> 1：まったくあてはまらない　2：どちらかというとあてはまらない　3：どちらともいえない
> 4：どちらかというとあてはまる　5：非常にあてはまる

1	相手の態度や表情を，気をつけて見るようにしている．	1.	2.	3.	4.	5.
2	相手の言動にはたえず注意を払っている．	1.	2.	3.	4.	5.
3	相手のちょっとした気分の変化でも敏感に感じてしまう．	1.	2.	3.	4.	5.
4	私は，贈り物をした相手が喜ぶ様子を見るのが，好きだ．	1.	2.	3.	4.	5.
5	困っている人を見ると，何かしてあげたいと思う．	1.	2.	3.	4.	5.
6	自分がまわりの人にどう思われているのかが，気になってしまう．	1.	2.	3.	4.	5.
7	まわりの人から，あの人はいい人だと思われたい．	1.	2.	3.	4.	5.
8	他人の評価はあまり気にならない．	1.	2.	3.	4.	5.
9	迷っているときは，他の人に「これでいいですか」と確かめてから決断したい．	1.	2.	3.	4.	5.
10	自分の話題が相手を楽しませているのかが気になる．	1.	2.	3.	4.	5.
11	私は，誰かに言われたとおりにするよりも，失敗してもいいから自分の思うようにやりたい．	1.	2.	3.	4.	5.
12	自分の人生は，自分自身で決定したい．	1.	2.	3.	4.	5.
13	自分自身で決断したほうが，よい結果を生むと思う．	1.	2.	3.	4.	5.
14	自分はそのままで，存在価値がある．	1.	2.	3.	4.	5.
15	私は，決して他の人にはとって代わることのできない存在であると思う．	1.	2.	3.	4.	5.
16	努力すれば，たいていの場合，自分の力で乗り越えられる．	1.	2.	3.	4.	5.
17	幸福になるか不幸になるかは，自分の努力次第である．	1.	2.	3.	4.	5.
18	高い目標を持つほうが，自分のためになると思う．	1.	2.	3.	4.	5.
19	ものごとは，一生懸命やればなんとかなるものだ．	1.	2.	3.	4.	5.
20	いつも何か目標を持っていたい．	1.	2.	3.	4.	5.
21	どうしても私は，他の人よりすぐれていたいと思う．	1.	2.	3.	4.	5.
22	他の人に先を越されると，ひどくがっかりする．	1.	2.	3.	4.	5.
23	勉強や仕事の努力をするのは，他の人に負けないためだ．	1.	2.	3.	4.	5.
24	他人に，自分の弱みを指摘されると，とても腹が立つ．	1.	2.	3.	4.	5.
25	結果や内容はともあれ，他の人より先にできることが大切だ．	1.	2.	3.	4.	5.
26	相手が話をしている最中でも，ついさえぎるように話してしまう．	1.	2.	3.	4.	5.
27	自分の話し方は，はや口だと思う．	1.	2.	3.	4.	5.
28	仕事は速いが，雑になったり，うっかりミスをしたりしてしまう．	1.	2.	3.	4.	5.

42　ストレスマネジメント―実践的セルフケア　　88002-867 **JCOPY**

表6 ドライバーズチェックシート質問紙（つづき）

29	貧乏ゆすり，指で机をたたくなど，何もしないでじっとしていられない．	1.	2.	3.	4.	5.
30	あれこれ一度に手をつけてしまい，お手上げになって困ることがある．	1.	2.	3.	4.	5.
31	相手が自分をだますのではないかと，疑ってしまう．	1.	2.	3.	4.	5.
32	気をつけていないと，まわりの人は私の弱みにつけこもうとするだろう．	1.	2.	3.	4.	5.
33	自分で自分をしっかり守っていないと，壊れてしまいそうな気がする．	1.	2.	3.	4.	5.
34	人は自分のためなら，簡単に相手を裏切ることができるだろう．					
35	気軽に頼ったり，頼られたりすることができる．	1.	2.	3.	4.	5.
36	知らない相手でも，すぐに親しくなるほうだ．	1.	2.	3.	4.	5.
37	たいていの人は，わたしのことを好いていてくれていると思う．	1.	2.	3.	4.	5.
38	友人関係を維持するのは，苦にならない．	1.	2.	3.	4.	5.
39	本音や感情を語ることは，気がすすまない．	1.	2.	3.	4.	5.
40	ありのままにふるまうことに抵抗を感じる．	1.	2.	3.	4.	5.
41	何かを決めるとき，時間をかけて慎重に考えるほうだ．	1.	2.	3.	4.	5.
42	用心深いほうだ．	1.	2.	3.	4.	5.
43	どんなことでも完璧にやりとげることが，私のモットーである．	1.	2.	3.	4.	5.
44	何でもよく考えてみないと，気がすまないほうだ．	1.	2.	3.	4.	5.
45	きちんと計画どおりに進まないと気に入らない．	1.	2.	3.	4.	5.
46	一度確認したことでも，念のためもう一度確認せずにはいられない．	1.	2.	3.	4.	5.
47	何をしても，これで十分だろうかという不安があり，もう少し念のために何かやっておこうかと思うことが多い．	1.	2.	3.	4.	5.
48	テストなどは，制限時間ぎりぎりまでがんばりとおす．	1.	2.	3.	4.	5.

1から10までの回答肢番号による合計点〔　　〕点* → 図7他人を喜ばせよ　欄へ
11から20までの回答肢番号による合計点〔　　〕点 → 図7一生懸命やれ　欄へ
21から30までの回答肢番号による合計点〔　　〕点 → 図7急げ　欄へ
31から40までの回答肢番号による合計点〔　　〕点* → 図7強くあれ　欄へ
41から48までの回答肢番号による合計点〔　　〕点 ×**1.25**＝〔　　〕点 → 図7完全であれ　欄へ
* ▬ の項目8，35，36，37，38は逆転項目なので，1→5に，2→4に読み替えて計算してください．

(押川，2010より引用)

表6 のチェックシートは，5つのドライバーのうち「他人を喜ばせよ」「一生懸命やれ」「急げ」「強くあれ」において，それぞれ図8のように特徴的な9つの心理的・行動的傾向を含んだ下位因子を持っています（押川，2010）．それぞれの傾向とドライバーズチェックの項目番号を挙げますので，参考にして

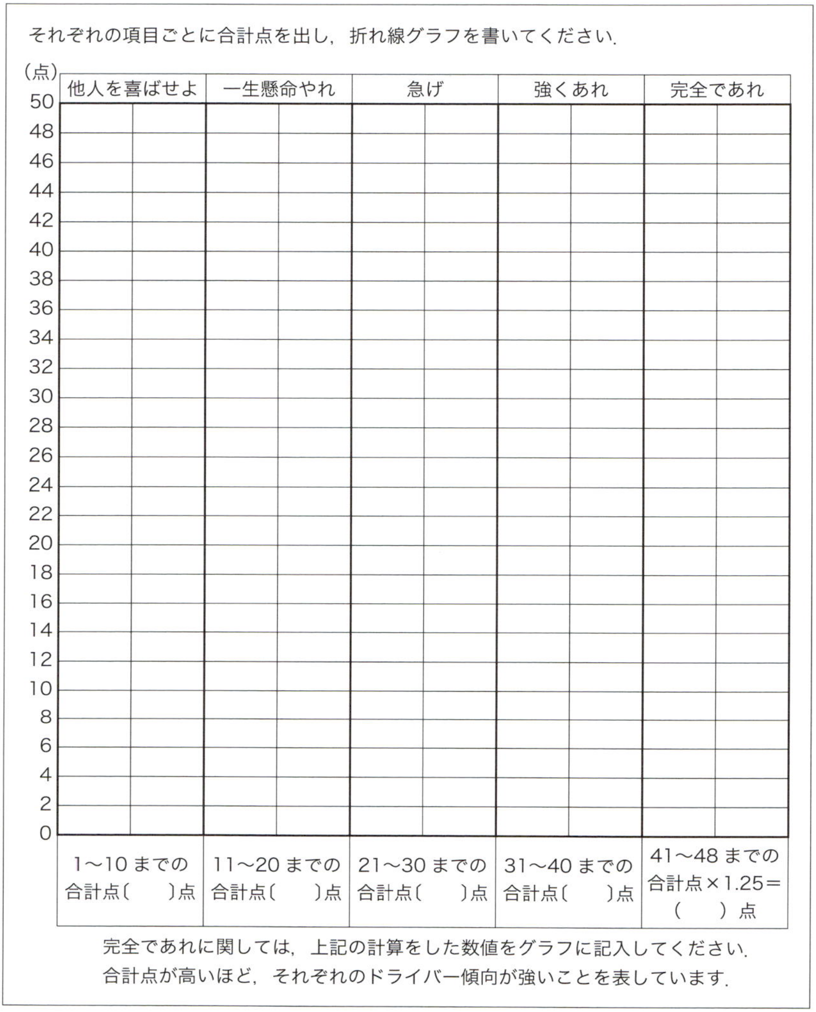

それぞれの項目ごとに合計点を出し，折れ線グラフを書いてください．

(点)	他人を喜ばせよ	一生懸命やれ	急げ	強くあれ	完全であれ
50					
48					
46					
44					
42					
40					
38					
36					
34					
32					
30					
28					
26					
24					
22					
20					
18					
16					
14					
12					
10					
8					
6					
4					
2					
0					
	1～10までの合計点（　）点	11～20までの合計点（　）点	21～30までの合計点（　）点	31～40までの合計点（　）点	41～48までの合計点×1.25＝（　）点

完全であれに関しては，上記の計算をした数値をグラフに記入してください．
合計点が高いほど，それぞれのドライバー傾向が強いことを表しています．

図7 ドライバーズチェックシート採点表　　　　　　　　　　（押川，2010より引用）

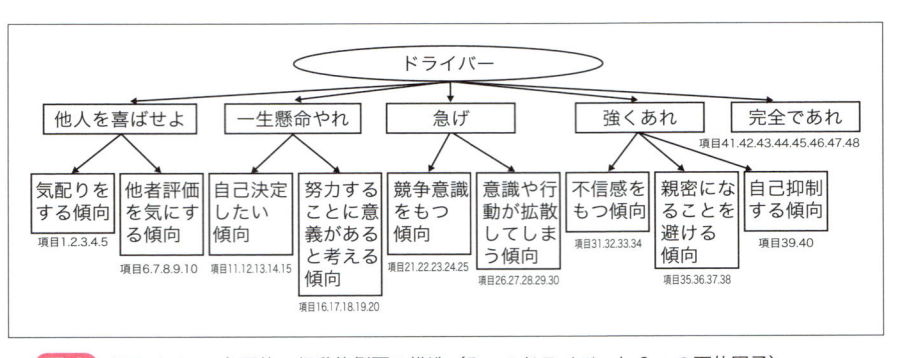

図8 ドライバーの心理的・行動的側面の構造（５つのドライバーと９つの下位因子）

(押川，2010 より引用)

ください.

他人を喜ばせよ：気配りする傾向（1.2.3.4.5），他者評価を気にする傾向
（6.7.8.9.10）

一生懸命やれ：自己決定したい傾向（11.12.13.14.15），努力することに意
義があると考える傾向（16.17.18.19.20）

急げ：競争意識をもつ傾向（21.22.23.24.25），意識や行動が拡散してしま
う傾向（26.27.28.29.30）

強くあれ：不信感を持つ傾向（31.32.33.34），親密になることを避ける傾
向（35.36.37.38），自己抑制する傾向（39.40）

②脚本マトリックス

このような養育者からの早期のメッセージについて，シュタイナー
(Steiner, 1966) は，「脚本マトリックス」（図9）として，説明しています.

養育者の「C：子ども」の自我状態からのメッセージは，態度や表情などの
非言語のメッセージで，禁止令は「○○であるな」「○○するな」，許可は「○
○でいても OK」「○○しても OK」として，伝えられます. グールディング夫
妻（MM.グールディング・RL グーディング 著，深沢 訳，1980）は，禁止令
には，特徴的な 12 種類があるとしました. 例えば「いるな（存在するな）」は，
「C：子ども」にとって存在を脅かされる経験がもとになっており，とても厳し
いものです. この禁止令を持っている人は，自分を無価値に感じたり，自傷他
害の恐れが生じることがあるとしています. そのほかには，「おまえであるな」

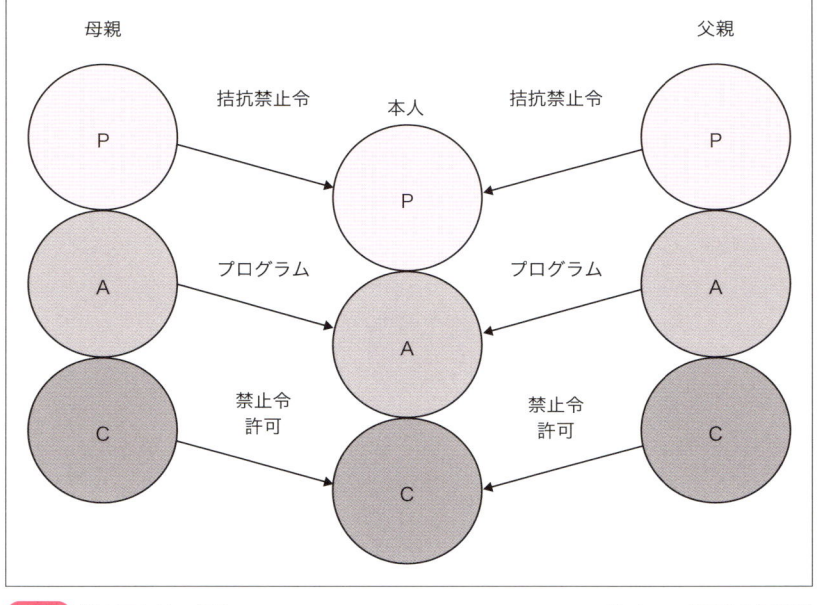

図9 脚本マトリックス (Steiner, 1966 より引用)
P：親, A：大人, C：子ども

「子どもであるな」「成長するな」「成功するな」「するな（何もするな）」「重要であるな」「属するな」「近づくな」「健康であるな（正気であるな）」「考えるな」「感じるな」という禁止令があります.

　また, 養育者の「P：親」の自我状態から我が子に「より上手に生きるため」としてさまざまなメッセージが子の「P：親」の自我状態に伝えられ, 「拮抗禁止令」と呼ばれています. 「P：親」の自我状態からのメッセージは, 言葉によるメッセージとして, 拮抗禁止令は「○○しなさい」と伝えられ, その中には前述のドライバーも含まれます. 拮抗禁止令は, 禁止令に対抗するだけでなく, 禁止令を強化してしまう側面もあります. それは, 養育者のメッセージに従っている限りはOKという, 条件付きの許可を与えるからです.

　さらに, 養育者の「A：大人」の自我状態から我が子の「A：大人」の自我状態に, 「○○をこのように行うのだ」と具体的に伝えられるメッセージをプログラムといいます. 生活習慣や学習の方法などを教わったり, 行動を観察してとり入れることもあります.

このように，私たちは養育者の影響を受けながら成長しますが，次に挙げる幼時決断も養育者の影響によるものです．

6. 幼時決断から再決断へ　よりよく生きるために

「幼時決断」とは，子どもの頃の経験から「このように生きて行こう」と決断し，無意識に生き延びるための選択をしているということです．例えば，子どもの頃，自由な感情表現をすると親から「うるさい子だ！静かにしなさい！」と叱られ，反対に黙って大人しくしていると「行儀のよい，いい子だ」とほめられたとします．その子は「感じたことを口にせず，じっと我慢することは，うまく生き抜くための必要な術である」と学び，「これからもこのように生きていこう」と決断するかもしれません．そして大人になっても身につけた方法を手放さずにいたとします．就職して3年たったとき，次のようなストレスを感じたとしたら…．会議の席で反対意見だったとしても，言えずに周囲に合わせてしまう，後輩指導すべきときに，その場で注意することができないなど…．

「幼時決断」は本人の未熟なC：子どもの中にある判断を用いているために，誤った決断であることが多いものです．しかもその決断を大人になった現在でも用いようとするために，不都合が起きることになります．私たちは，不合理で不都合な思い込みである「幼時決断」に気づいたら，いつでもそれから解放され新しい決断をすることができます．これが「再決断」です．私たちは「再決断」によって，自分の望む人生を手に入れること，すなわち「（人生）脚本」のシナリオを書き換えることが可能なのです．

交流分析の目標は，過去の「幼時決断」に基づく「（人生）脚本」を，「今ここ」での自分に合った「（人生）脚本」に書き換えることであるといえます．次の事例は，「幼時決断」から，「再決断」をした事例です．事例は，架空または，本人の承諾を得て改編しています．

【事例1】会社を辞めたくなってしまった自分を責めるF子さんの再決断

F子さんが，会社の営業事務職について6カ月が経ちました．もともとは経理事務を希望して入社しましたが，実際に配属されたのは営業部で，来客や電話応対，事務以外にも営業補佐まで，仕事は多岐にわたりました．生来大人しいF子さんは，来客応対や営業補佐の仕事に苦手意識があり，慣れれば何とか

なると頑張ってきましたが，自分に合った仕事をしたいと転職を決意しました．ところが，今度は6カ月で辞めたくなってしまった自分を責めはじめました．実は，転職は3度目で，前の会社も半年足らずで辞めていたのでした．「どうして自分は続けることができないのだろう」「どんな理由であれ続けられない自分はダメだ」「この先何をやってもうまくいかないに違いない」．そんな時に思い出されたエピソードは，小学6年生の頃，病気のため入院し，ほとんど登校できなかったことでした．F子さんは，「私は不登校だった」「学校も続かない子だった」と言うのです．最終的には，病気はすっかり治って中学校からは元気に登校したこと，病気で学校に行けなかったのは自分のせいではないこと，子ども時代のことと現在の仕事は何の関係もないのに結びつけて考えていたことに気づき，転職をして新しい仕事で頑張りたいと考えることができました．F子さんは，「もしこれが自分の娘だったら，重い病気を抱えながら学校に通ったあなたは，とても頑張ったしえらかった，よくやったとほめてあげます」と語りましたが，これは自分へのストロークだったのでしょう．

【事例2】自分も甘えたかったのに「手のかからない子でいよう」と幼時決断したB子さん

　B子さんは，幼い頃より母親に対して「自分のことを気にかけてほしい（甘えたい）」という気持ちを抱いていましたが，3歳下のまだ幼い手のかかる妹の世話をする母親を見て，「自分は母親に面倒をかけるのはやめよう」「手のかからない子でいればお母さんがほめてくれるに違いない」と，「甘えない」「言いたいことを言わない」「手のかからない子でいる」という幼時決断をしました．「手のかからないよい子でいて母親を喜ばせていれば，少しは甘えが許されるのではないか」という思いから，「他人を喜ばせよ」のドライバーを信条とすることを「（人生）脚本」の一部としたのでした．B子さんは，心の奥にいつも「気にかけてほしい」「甘えたい」という気持ちと，「それを出してはいけない」という葛藤と不安を抱きながら，それを抑圧し，イライラというラケット感情（p33参照）に置き換えていました．大人になってからも，母親とのやりとりの中で「言いたいことを言いたい」「わかってほしい」対「よい子でいる」という自身の内にある葛藤に耐えられなくなると，頭が真っ白になって怒りの感情を抑えきれなくなり，口論したり壁を叩くなど，行き場のなくなったエネルギーを発散させるというゲームを繰り返していました．B子さんがカウンセリ

ングで何度か思い出したシーンは，幼い頃の外出のシーンでした．妹が「疲れた」とだだをこねているのを無理やり歩かせている……B子さんも本当は疲れて手を引いてもらいたかったのですが，そう言ったら母親を困らせてしまうと思い，妹を励まし歩かせていました．でもB子さんは本心では，妹がうらやましかったそうです．「私は甘えず，我慢しないといけない．言いたいことを言って困らせてはいけない」と子どもながらに自分に言い聞かせていたのでした．B子さんは，子どもの頃には最善だった「言いたいことを言わずに我慢する」という幼時決断が自分を苦しめていることに気づき，大人になった今はこの幼時決断を手放し，よりよい解決方法を選択することを決意しました．B子さんは「私は今は，思ったことを言ってもわがままといわれることはないし，必要のないトラブルを避けることができるので，思ったことを伝える」と再決断し，「伝えたいときはいつでもストレートに伝えてよい」という許可を自分自身に与えて，自律的に生きる道を獲得したのでした．　　　　　（押川，江花，2017）

コラム・ストローク飢餓

　ストロークにはポジティブなものとネガティブなものがあるということを述べました．それでは，私たちはポジティブなものを求め，ネガティブなものを避けるかというと，単純にそればかりではないのです．心身の安定を保つためにはストロークが必要不可欠です．ストロークが足りなくなると，本来はポジティブストロークが欲しいにもかかわらず，ネガティブなストロークでもいいから得ようとしてしまいます．「どんなストロークでもないよりはまし」という状態に陥ってしまうのです．これが「ストローク飢餓」です．相手が反応しさえすればよい（ストロークをくれさえすればよい）のなら，怒らせたり，困らせたりすることでも目的は果たせるでしょう．「ストローク飢餓」は，ゲームを引き起こす原因にもなります．

　「ストローク飢餓」に陥らないためには周囲とのポジティブなストロークのやりとりを心掛けるとともに，自分自身をストロークすることも必要です．日頃から自分のよいところを見つけ，自分自身の価値を認める言動をとることで，心が元気になるはずです．

Chapter 4 ストレスコーピング（対処）

1. ストレスコーピングとは何か

　ストレスコーピングとは，「自分は，ストレスにどう対処できるのか」ということをいいます．次の「ストレスコーピングスケール」（**表1**）をやってみてください．このスケールは大学生を対象に開発されましたが，一般にもあてはまり，ストレス時のコーピング行動の傾向を知る手掛かりとなります．

　ラザルスとフォルクマン（ラザルス・フォルクマン，1991）は，ストレスに対する評価を一次的評価と二次的評価の2段階に分けました．一次的評価とは「自分はストレスフルな状況に陥っているのだろうか」と評価することであり，二次的評価とは「自分はストレスフルな状況に対して何ができるのか」と具体的に考えることです．このように，ストレスコーピングに認知の果たす役割は，大きいといえます．

　また，ラザルスとフォルクマン（ラザルス・フォルクマン，1991）は，コーピングを問題中心の対処と情動中心の対処に分けました（**表2**）．問題中心の対処は，苦痛を引き起こした問題や状況に立ち向かい，解決しようとする直接的な対処をいいます．情動中心の対処は，よい面を考えようとしたり，たいした問題ではないと自分に言い聞かせたり，問題を避けたりなど，問題そのものの解決ではなく，自分の気持ち（情動）を調節することでストレスを和らげようとする間接的な対処をいいます．2つの対処は，互いにかかわり合っています．例えば，試験や課題に取り組むとき，過去の資料を調べて，たいしたことない，やればできると考えることで，勉強がはかどるということもあるでしょう．またプレゼンテーションの前に，深呼吸で気分を落ち着かせようとしているうちに，原稿を読む練習に集中できるようになることもあるかもしれません．2つの対処はどちらがよいということはありません．上手に気分転換をしたり，プラスの面を考えて前向きに問題解決を行うなど，組み合わせて対処することがよいといえます．また，エンドラーとパーカー（Endler & Parker, 1990）は，

表1 ストレスコーピングスケール

あなたが，現在もっとも強くストレスを感じていることは何でしょうか？　どんなことでもけっこうですから，1つだけ回答欄に書いてください．

回答欄

上に書かれた最も強くストレスを感じていることに対して，あなたがどのように考えたり，行動しているのかについてお聞きします．それぞれの項目を読んで，まったくしない（0）からいつもする（3）まで，現在のあなたの考え方や行動に近いと思われる数字を選んでください．
0：まったくしない，1：たまにする，2：時々する，3：いつもする

1	現在の状況を変えるよう努力する．	0. 1. 2. 3.
2	先のことをあまり考えないようにする．	0. 1. 2. 3.
3	自分で自分を励ます．	0. 1. 2. 3.
4	なるようになれと思う．	0. 1. 2. 3.
5	物事の明るい面を見ようとする．	0. 1. 2. 3.
6	時の過ぎるのにまかせる．	0. 1. 2. 3.
7	人に問題解決に協力してくれるよう頼む．	0. 1. 2. 3.
8	たいした問題ではないと考える．	0. 1. 2. 3.
9	問題の原因を見つけようとする．	0. 1. 2. 3.
10	何らかの対応ができるようになるのを待つ．	0. 1. 2. 3.
11	自分のおかれた状況を人に聞いてもらう．	0. 1. 2. 3.
12	情報を集める．	0. 1. 2. 3.
13	こんなこともあると思ってあきらめる．	0. 1. 2. 3.
14	今の経験はためになると思うことにする．	0. 1. 2. 3.

項目1・7・9・11・12の合計点が高いほど，問題焦点型の傾向が大きいことを表しています．
　　問題焦点型合計点（　　　）点（0～15点）　　平均5.60点
項目3・5・14の合計点が高いほど，情動焦点型の傾向が大きいことを表しています．
　　情動焦点型合計点（　　　）点（0～9点）　　平均4.09点
項目2・4・6・8・10・13の合計点が高いほど，回避・逃避型の傾向が大きいことを表しています．
　　回避・逃避型合計点（　　　）点（0～18点）　　平均7.55点

(尾関，1993より引用)

課題志向・情動志向・回避の3分類を提唱しています．例えば身近な人の死などの喪失体験は，変えることのできない状況です．このようにどうすることもできないような状況に直面したときには，問題中心の対処行動よりも，情動中心の対処行動や，事実を直視しない（つらい事実ばかり考えない）という回避

表2 ストレスコーピング（対処）例

問題中心型	情動中心型
・段階ごとに問題を考えてみる．	・その出来事のプラスの面を見つける．
・一歩引いて出来事を冷静に見直す．	・誰かが助けてくれることを願う．
・問題の解決方法をいくつも考えてみる．	・状況が変わって良い方向に転換することを願う．
・解決の可能性について考え努力する．	・スポーツで気分転換する，楽しいことをする．
・出来事の状況をもっと詳しく調べる．	・最悪の事態に備えて心の準備をする．
・問題解決のために行動する．	・自分自身を責める，人のせいにする．
・友人・知人・専門家などに相談する．	・過去の行動を悔いる，あきらめる．
・家族とその問題について話し合う．	・食べること（飲酒・タバコ）で気を紛らわせる．
など	・すべて自分の胸のうちにしまっておく．
	・忙しくすることで忘れてしまおうとする．
	・どうにかなると考え，心配しないようにする．
	・じっと耐える，がまんする，休養をとる，など．

（ラザルス・フォルクマン，1991 を参考に著者作成）

行動が，結果として有効な場合もあるのです．一般には，たばこを吸ったり酒を飲んだりという逃避行動に走りすぎると，適応上の問題に発展することも多いのは事実です．適切なコーピングとは，問題や状況に合わせた適切な判断と行動によって支えられているのです．

2. 自分にあったストレスコーピングを探す

　置かれた状況によって，使えるコーピングも変わってきます．誰かと話したくても，相手が見つからない場合もあるでしょう．日ごろから自分に合ったコーピングをできるだけたくさん見つけておくことは，いざという時の効果的なコーピングにつながります．**表3**を参考に，あなたのコーピングリストを作成してみましょう．

Q 思いつく限りのストレスコーピングを，リストに書き出してみましょう．どんなに小さなことでもかまいません．これをしたら気分がよくなるだろう，楽しくなるだろうというものを書き出します．実際にストレス時に，リストからできそうなコーピングを選んで試してみましょう．

52　ストレスマネジメント—実践的セルフケア　88002-867 JCOPY

表3 コーピングリスト例（Qの回答例）

思いついたコーピング	ストレス状況	評価（実践してみた結果）
①公園を散歩する.	友人と口論になった.	◎
②部屋で静かにハーブティーを飲む.		○
③キャッチボールする.		△
④音楽をきく.		○
⑤何が問題なのか分析してみる.	忘れ物をして注意された.	○
⑥対処できる可能性をできるだけ挙げてみる.	課題が〆切りに間に合わなかった.	◎
⑦漫画を読む.	・	・
⑧深呼吸する.	・	・
⑨プラモデルを作る.	・	・
⑩自分にとってその出来事がよい影響を与えると考えられる面を挙げてみる.	・	・
⑪友達に電話をする.		
⑫ストレッチをする.		
⑬編み物をする.		
⑭知らないふりをする.		
⑮忘れる.		
⑯専門家に相談する.		
⑰うまくいったときのことを思い出す.		
⑱・・・		

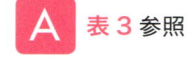 表3 参照

Chapter 5 コミュニケーション

　人間関係のトラブルや行き違いがストレスになることは，誰でも経験したことがあると思います．ここでは，円滑なコミュニケーションを図るための，コミュニケーションスキルについて，取り上げます．

1. 非言語の重要性

　例えば，相手が「今日は楽しかった」と言った後に，伏せ目がちにため息をついたとしたら，あなたは「あれ？　楽しかったと言っているけど，本当は楽しくなかったのかな？」「疲れたのかな？」など，言葉以外の情報をキャッチして判断すると思います．私たちは，日常，表情や目の動き，ゼスチャー，話し方の調子など，非言語のメッセージで判断する部分が，案外大きいのです．実際に非言語のメッセージを見逃してしまうと意思の疎通が図れず，コミュニケーションが成立しなくなってしまうこともあります．逆に，言葉が見つからないとき，表情やゼスチャーでも十分伝わることもあります．

　円滑なコミュニケーションを図るためのキーパーソンは，話し手と聞き手のどちらでしょうか．コミュニケーションのプロセスは**図1**のようになります．話し手は，意思や情報など，伝えたいことを言葉，表情，目の動き，ゼスチャー，話し方の調子（抑揚，スピード等）などの手段を用いて，聞き手に伝えます．聞き手も，相手に対して，言葉，表情，目の動き，ゼスチャー，話し方の調子（抑揚，スピード等）などの手段を用いて，反応を返します．このとき聞き手は，相手の言葉以外のメッセージにも十分注意して聞く必要があります．そして，反応を返すことで，自分がきちんと理解しているかどうか伝えることが大切です．その反応を話し手が受け止め，必要があれば再度伝えることで，コミュニケーションは双方通行（TWO WAY）となるわけです（**図1**）．このようにコミュニケーションのキーパーソンは聞き手です．聞き手が理解することでコミュニケーションの目的が達せられるからです．

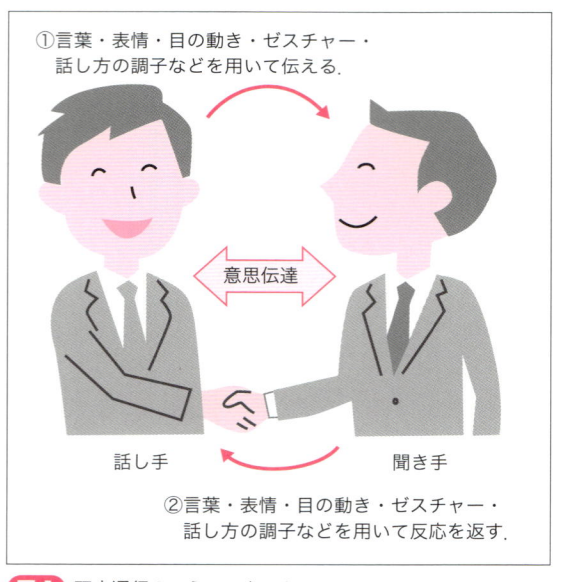

①言葉・表情・目の動き・ゼスチャー・話し方の調子などを用いて伝える.

意思伝達

話し手　　　　　聞き手

②言葉・表情・目の動き・ゼスチャー・話し方の調子などを用いて反応を返す.

図1 双方通行のコミュニケーション

2. コミュニケーションをこじらせているもの

　ある朝，あなたが出勤しようと電車に乗っていると，電車が急停車し「踏切事故のため運転再開は30分ほどかかる」というアナウンスがありました.

　あなたは「すみませんが，電車が止まってしまいましたので，遅れます」と職場に連絡を入れたとします. 朝の忙しい時間帯，電話を受けたAさんは「伝えておきます. 気をつけて」と切って，「○○さん，電車の事故で，遅れるそうです」とBさんに口頭で伝えました. BさんはCさんに「○○さん，事故で遅れるらしいです」と伝え，それを聞いたD課長は，「○○さん，事故に遭ったのか!?」と…. このように，伝言が次第に形を変えて伝わっていくことは珍しいことではありません. 受け手にとって把握しやすいものが優先されたり，長いメッセージは短くなってしまうのです.

 どうしてこのようなことが起こってしまうのでしょうか？また，このような行き違いを防ぐためには，どうしたらよいでしょうか？

A （回答例） 朝の忙しいタイミングであったこと，初めに電話を受けたA さんが詳しく情報を聞き出そうとしなかったこと，情報の重要性が認識されなかったこと，その後も口頭で伝達されたことなど，さまざまな原因があると考えられます．このような行き違いを防ぐには，Aさんが電話口でメモをとり確認すること，社内伝達に必要な情報に気づくこと，そのメモをもとにして社内伝達すること，などが考えられます．あるいは，あなたが「すみませんが，○○線の電車が踏切事故のため止まってしまいました．運転再開は30分後だとアナウンスがありましたので，遅れます」と，具体的に伝える工夫も効果的です．

（解説）私たちの習慣として，長い内容や複雑な内容は，伝達の過程で簡略化されたり一般化されたりして元の形から変容しやすいといえます．ほかにも，コミュニケーションをこじらせているものとしては，別のことに気を取られていたり意欲的になれないなど，話に集中できない状況であることや，社会・文化的背景の違いにより理解しにくい，などがあります．また，同じ社会・文化においても，私たちはそれぞれ考え方の枠組みを持っています．考え方の枠組みは，生まれてから現在までの各人の経験によって培われた価値観や自己理解，他者理解の方法などによって形成され，個々人の理解に大きな影響を与えています．

3. 対人認知に影響を与える心理的な枠組み

　私たち誰もが持っている心理的な枠組みが，対人認知に少なからず影響を与えてしまうことは否めません．以下に挙げるような心理的な枠組みが効用となるか，あるいは弊害となるのかは，私たちの受け止め方，利用のしかたにかかっているといえます．

a. 初頭効果（primary effect）・新近効果（recency effect）
　複数の情報に基づいて，態度や印象を形成したり判断を下すときに，最初に提示された情報が特に強く影響すること．逆に判断の直前に提示された情報が強く影響することを「新近効果」と呼びます．

b. 光背効果（halo effect）
　後光効果，ハロー効果ともいいます．ある側面で望ましい（もしくは望ま

しくない）特徴があるとき，その評価をその人に対する全体的評価にまで広げてしまう傾向のことです（例えば，教師が生徒をみる場合，成績の良い生徒は性格面や行動面でも肯定的に評価されがちであるのに対して，成績の悪い生徒はすべての面で問題があるかのようにみられやすいこと）．

c. ステレオタイプ（stereotype）

「アメリカ人は合理主義者だ」「日本人は親切だ」というように，集団に対して，過度に一般化された否定的なまたは肯定的な認知，十把一絡げ的な認知を割り当てることです．

d. 防衛機制（defense mechanisms）

不安や抑うつ，罪悪感や恥などのような不快な感情の体験を弱めたり，避けることによって，心理的な安定を保つために用いられるさまざまな無意識の心理的作用のこと．防衛機制自体は誰にでも認められる正常な心理的作用ですが，特定のものが常習的に柔軟性を欠いて用いられると，病的な症状となってさまざまな不適応状態として表面化することになります．防衛機制には，例として下記の抑圧，退行，反動形成，置き換え，投影・投射，否認，同一化・同一視などがあります．

ⅰ．抑圧（repression）：代表的な防衛機制で，不安など，受け入れがたい観念，感情，思考，空想，記憶を意識から締め出そうとする無意識的な心理作用．多くの防衛機制の中でも最も基本的なものとして，しばしば他の防衛機制とともに作用します．抑圧によって無意識的なものにとどまっても，夢や言い間違いなど失錯行為の中に現れます．

ⅱ．退行（regression）：以前の未熟な段階の行動に逆戻りしたり，未分化な思考や表現の様式となることです．

ⅲ．反動形成（reaction formation）：受け入れがたい衝動や観念が抑圧されて無意識的なものとなった結果，意識や行動面ではその反対のものに置き換わること．憎しみの感情に代わって愛情だけが意識される，だらしない代わりに極端に几帳面になる，拒否感を否定するために子どもに過保護になるなどが，例として挙げられます．

ⅳ．置き換え（displacement）：ある表象に向けられていた関心や精神的エネルギーが，自我にとってより受け入れやすい，関連する（連想上結びつく）別の表象に向けられること．フロイトのハンス少年の症例のように，

父親恐怖が馬恐怖に置き換えられるなどです.

v. **投影・投射 (projection)**：受け入れがたい感情や衝動, 観念を自分から排除して, 他の人のものに位置づけること. 妄想的な場合は, 自分自身の憎しみを抑圧してそれを相手に投影するために, その相手が自分のことを憎んでいる, 嫌っている, 傷つけるように感じます.

vi. **否認 (denial)**：外的な現実を拒絶して, 不快な体験を認めないようにする働き. 子どもが強いヒーローであるかのように空想したり振る舞うことによって, 自分が無力な存在であることから目を逸らすような場合にみられます.

vii. **同一化・同一視 (identification)**：他者の人格特性やその他の属性を自分のものとして取り入れること. 同一化・同一視を学習理論の立場からは, バンデューラはまねることで学習し内在化するモデリングとして説明しています.

(中島・安藤・子安・坂野・繁桝・立花・箱田, 1999 より引用改変)

　いかに努力をしても, 自らの枠組みの影響からまったく解放されることは難しく, 完全なコミュニケーションというのは難しいといえます. コミュニケーションの齟齬を補うのが相互の信頼関係です. 信頼感が欠けている場合, お互いの情報はいちじるしく制限され, 心理的な枠組みが増長されてしまう可能性があります. コミュニケーションでもっとも大切なのは, 信頼関係 (ラポール) であるといえます.

Q コミュニケーションを困難にしているものについて, 自身の経験を振り返ってみましょう. (失敗したこと, 成功したこと, こうすればよかったのだろう, こうしたからよかったのだろう, ということも含めて)

A (回答例) チームで取り組んでいた課題制作が大詰めになってきたというのに, 体調を崩して急きょ休むことになってしまいました. 皆にフォローしてもらわなければならず, 迷惑をかけてしまい, 申し訳ない気持ちでいっぱいになりました. 体調管理ができないダメな奴だと思われているに違いないと思うと, 皆に合わせる顔がないし, おわびを言うどころか, あいさつさ

えできません．思い切って，迷惑をかけたおわびぐらいは言えばよかったと悔やまれました．

（解説）本当は自分自身が「自分はダメな奴だ」と思っているのですが，その考えが受け入れられないために，（抑圧し自分の内から排除し）投影・投射し，周囲の人が自分のことを「ダメな奴だと思っている」と信じているといえます．思考の柔軟性が失われ，不適応行動に結びついている状況です．この場合，「思い切っておわびを言う」以外にも，「誰でも体調を崩すことはあるからお互いさまだ」「次から気をつければいい」「皆に迷惑をかけてしまったが，課題制作が間に合ってよかった」など，別の視点から現状を捉え直すことで，周囲とコミュニケーションがとりやすくなると考えられます．

4. 積極的傾聴法（アクティブリスニング）

「相手の立場にたって話を聴く・理解する」ということがよくいわれます．先にも述べましたが，私たちはそれぞれ自分の価値観を持って，それを拠りどころとして生きています．つまり「自分の立場にたって」生きているのですから，そもそも「相手の立場にたつ」ということ自体，とても難しいことなのです．「相手の立場にたつ」とはどういうことなのか，来談者中心療法を創始したカール・ロジャーズ（ロジャーズ，2005）は，「共感的理解」という言葉を使って表現しました．「共感的理解」とは，「あたかも自分自身のことのように感じること」です．言い換えると，相手の言葉だけでなく，表情やゼスチャー，声の調子などの非言語を含めたすべての表現に注意深く心を傾け，相手の背景にも思いをはせて「この人は，今こんな気持ちで，この出来事について語っているんだろう」と，相手の側に身を置いて聴くということです．ただし，「共感的理解」は同情や同意とは違います．中には相手の意見に同意できない，考えを受け入れられないということもあるでしょう．そのようなときは，「どうしてそう考えるのか，あなたを理解したいから」と再度尋ねます．また，よいアドバイスをしようとすると，ついそれが気になって話を聴くことがおろそかになってしまいがちです．結果，相手に「親身になって聴いてもらえなかった」という気持ちを抱かせてしまうことにもなりかねません．このように「聴く」ということは，とても労力がいることです．じっくりゆっくり聴くというつもりで，相手と向き合いましょう．ロジャーズは，私たちが自分を基準とした「良い」

「悪い」という評価的視点に陥りやすいこと，すなわち「白紙になって聴く」ことの難しさについても述べています．

これらを踏まえた聴き方の技法が，ロジャーズが提唱した積極的傾聴法（アクティブリスニング）です．いくつかの技法があり，下記に主なものを挙げました．これらの中には，普段から用いているものもあれば，日常会話とは異なったテクニックもあります．後述のワーク1，2をとおして，理解を深めてください．

①積極的傾聴法4つの技法

ａ．単純な受容…相手の発言に対して，評価を含まずに，受け止め認めるという反応を返すことで，具体的には，相づちを打ちながら話を聴くことです．「はい」や「ええ」だけでなく，「そうですか」「そうなんですね」「まぁ！たいへんでしたね」「そんなことがあったんですか」「そうですね」など，相づちにもたくさんのバリエーションがあります．「はい，はい」と，単調に繰り返してばかりいると，相手は「本当に聴いているのかな」「興味を持っていないのかな」と感じてしまうこともあるでしょう．相手の表情，ゼスチャー，声の調子などの非言語にも注意を払って，「しっかり聴いていますよ」ということを伝えるつもりで相づちを打ちます．それによって，相手は自分の話を受け入れてもらっていると安心し，心を開いて話せるようになります．

ｂ．相手の言葉を繰り返す…相手が言った言葉を，そのまま繰り返します．はじめは少しくどいように感じるかもしれませんが，例えば「先週の日曜日に，ご家族で久しぶりに夕食を一緒に召し上がったんですね」などと，「自分はこのように理解しました」という気持ちを込めて返すと，話し手は改めて，久しぶりの日曜の夕食の団らんについて，感慨を深めることでしょう．こちらの事実確認ということ以上に，相手の内省を深めたり，それまで気がつかなかった気持ちや出来事を気づかせる役割を果たします．

ｃ．相手の感情を繰り返す…話し手が「先週の日曜日に，家族で久しぶりに夕食を共にしまして，とても楽しいひとときでした」と語ったとします．「ご家族との団らんはとても楽しかったのですね」と相手の語った感情を返すと，話し手は，団らんの楽しさについて，さらに思いを巡らせることになるでしょう．また，話し手が「とても楽しいひとときでした」という具体的な感情を語らなかったとしても，楽しいひとときに思いをはせるようなうれしそうな表情をし

たとすれば、「団らんを楽しまれたのですね」「とてもうれしく思われたのですね」と、言葉にしなかった感情を取り上げて返すことも、話の深まりをもたらします.

d．質問…質問には、「閉ざされた質問」（クローズドクエスチョン）と「開かれた質問」（オープンクエスチョン）の2種類があります．「閉ざされた質問」は、「はい」「いいえ」で、短く答えられる質問です．確認したいとき、相手があまり多くを語れない状況にあるときなどに有効です．「開かれた質問」は、「どのように」「なぜ」「どうして」という、相手に多くのことを話してもらう質問形式です．話し手が、話しながら改めて内容を整理したり、新たな気づきを得たり、答えを見つけていくような質問形式です．ただし、「なぜ」「どうして」は、時に問い詰められているような気持ちを抱かせますので、言い方には注意が必要です.

　ほかにも、話の流れで不明確な箇所について、「～ということですか」と別の表現に言い換えて明確にする手助けをしたり（明確化）、話が一区切りしたところで、「～という経験についてお話くださったんですね」と内容を整理する（要約）、などの技法があります.

【ワーク1】無反応または拒絶的な反応

　このワークは二人一組で行います．観察者を入れて三人一組で行うこともできます．話し手と聞き手に分かれて（三人の場合、観察者が少し離れたところから二人の様子を観察します）、話し手は聞き手に、一生懸命、自分の話したいことを伝えようとしてください．テーマは何でもかまいません．今朝起きてからの出来事、昼休みの出来事、散歩での出来事、夜見たテレビ番組……、相手

無反応または拒絶的な反応を伴うコミュニケーション　　Self Check!

❶話をしていて、感じたことは？（話し手）

❷聞いていて、感じたことは？（聞き手）

❸観察をしていて気がついたことは？（観察者）

の反応にかかわらず，一方的でかまわないので，休みなく話します．一方，聞き手は，「あなたの話なんかまったく聞きたくないです！」という態度をとってください．目をそらしたり，腕組みをしたり，足を組んだり，しかめっ面をしたり……できるだけ感じの悪い態度をとります．1分間，このようなコミュニケーションを取った後の感想を話し合いましょう．

　話し手は，何ともいえない話しづらさを感じたことでしょう．あるいは，「この人は嫌な人だな」とか「自分のことを嫌っているのではないか」「腹の立つ奴だ」など，感情的になる場合も少なくありません．双方通行（TWO　WAY）のコミュニケーションは，聞き手がキーパーソンです．聞き手の態度次第では，たった1分のコミュニケーションでも人間関係に悪影響を与える可能性があるので，注意が必要です．

　いくら「内容はちゃんと聞いていた」と主張しても，態度に表わさなくては伝わりません．きちんと聞いていますよと表現することが，相手に安心感を与えます．

【ワーク2】積極的傾聴法の実践

　このワークも二人一組で行います．観察者を入れて三人一組で行うこともできます．話し手と聴き手に分かれて（三人の場合，観察者が少し離れたところから二人の様子を観察します），話し手は聴き手に，一生懸命，自分の話したいことを伝えようとしてください．テーマは何でもかまいません．頑張って取り組んだこと，感動した話，ちょっとした困りごと，休日の出来事……．あらかじめ伝えたい内容について思い描いておき，聴いてほしいという気持ちで話しましょう．聴き手は，先に挙げた積極的傾聴法の4つ（または明確化と要約を含む6つ）の技法を用いて，相手の話を引き出すようなつもりで聴きます．話し手は，プレゼンテーションのように一方的に伝えるのではなく，聴き手の促しに従って，心の赴くままに話を展開してください．時間設定は，1セット10分から始めて，慣れてきたら15分，20分，30分と伸ばしていくのがよいでしょう．終わったら役割を交代して，それぞれの感想をシェアするとお互いに参考になります（10分のワークを三人一組で行うと，それぞれの役割をするのに3セット＋シェアの時間で，30分＋αがかかります）．聴き手は，「私も先日そこに行きました」などと，自分の話題にすり替えたり相手の話を奪った

りせずに，「相手の話を聴くこと」「相手を理解すること」「話しやすい雰囲気を作ること」に専念してください．（聴き手の態度によっては単なるおしゃべりとなってしまうことがありますが，それでは意味がありません）また，話し手は，話しているときの自分の心の動きにも注意を向けるとよいでしょう．

積極的傾聴法でのコミュニケーション　Self Check!

❶傾聴法で聴いてもらって，感じたことは？（話し手）

❷傾聴法で聴いてみて，感じたことは？（聴き手）

❸観察をしていて気がついたことは？（観察者）

参考：観察者のチェックすべきポイント

・うなづいたり，相づちを打つなど，反応を十分に返しているか．（はい，いいえ）

・相手の話に関心を持った態度を示しているか．（はい，いいえ）

・自分の話にすり替えるなど，勝手に話題を変えていないか．（はい，いいえ）

・相手が話している途中で，遮るような言動をとっていないか．（はい，いいえ）

・相手の気持ちに沿った言葉を返しているか．（はい，いいえ）

・話しやすい距離をとっているか．（はい，いいえ）

・相手の顔に視線を向けているか．（はい，いいえ）

・助言やアドバイスを急いでいないか．（はい，いいえ）

Chapter 6

アサーションの考え方を利用する

　アサーションとは，自分も相手も大切にした自己表現方法で，円滑なコミュニケーションを図ることでよりよい対人関係を築くことを目標としています．以下の相談例をもとに，アサーションについて考えてみましょう．

> 相談例：販売員をしています．職場の先輩が，私のやることなすこと，お店での態度や話し方について何かと意見します．指導してくれるのはありがたいのですが，結局のところ「あなたはお客さまの立場にたっていない」と言われてしまいます．自分としては，マニュアルに従ってきちんとしているつもりですし，お客さまから文句を言われたこともありません．どこが悪いのかわかりません．私が意見を言うと，「そういうところが自己中心的だ」と言われて，納得がいきません．

　注意を受けた若手からの相談例です．注意を受けた本人だけでなく注意指導をする側の先輩も，ストレスを感じることと思います．この事例では双方に改善の余地があり，歩み寄る姿勢が必要でしょう．指導を受ける側の問題としては，感情的に受け止めていて指導内容をきちんと理解していない，指導を謙虚に受け止める姿勢がない，などが挙げられます．自分がなぜ指導されたかを根本的に理解していないために，反発したり，改善できずに失敗を繰り返すことになります．また，「申し訳ありません」「はい，わかりました」と一見従順に見えても，内面では納得がいかずに，「自分のことをわかってくれない」と心を閉ざしてしまったり，自信を喪失してしまったりするケースもあります．

　逆に指導する側の問題として考えられるのは，このぐらいはわかっているだろうと勝手に判断してしまう，注意内容が具体的でない，相手の言い分に耳を貸さずに自分の経験から持論を展開してしまう，などがあります．このように，よかれと思って注意したことが，コミュニケーションをこじらせる原因となってしまうことは避けたいものです（山本，押川，2016）．

1. アサーション

　先の事例では，注意された若手は，「自分はうまくやっているから」と反発し，注意を素直に受け止める姿勢がありません．相手よりも自分を大切にするスタンスをとっていると考えられます．せっかく注意されても，受け入れる素地がないと自己成長もできませんし，注意する側にとっても気分がいいはずがありません．こういったことがたび重なると，注意しても無駄だという心境になり，いずれは誰からも注意されなくなって孤立してしまうことになりかねません．また，お客さまから何も言われないからといって，それでよいかというと決してそうではなく，心の中では「本当はこうしてほしかったのに」「言っても無駄だから仕方ない」と思っているかもしれません．「これでいいのだろうか」と常に振り返る謙虚さを持つことも大切です．

　「自分も相手も大切にした自己表現」の方法をアサーションといいます．アサーションでは，典型的な交流を以下の3つに分類して考えます．あなたがどのタイプの行動をとりやすいか，振り返ってみましょう（**表1**）．

Chapter 6 アサーションの考え方を利用する | 65

表1 アサーションの考え方によるコミュニケーションの分類

タイプ	特　徴
アグレッシブ（攻撃的）	相手の気持ちや考えを無視して、一方的に自分の主張を押し付けるタイプです。一見はきはきしているようですが、実はどこか防衛的で、必要以上に威張ったり強がったりして、周囲とよい関係を築けず孤立してしまう傾向があります。前述の相談例の若手販売員のようなタイプです。自分の言動が周囲にどのような影響を与えているのか、ひいては自分にどう返ってくるのかを考えることが必要です。
ノン・アサーティブ（非主張的）	相手の様子をうかがい、相手に合わせようとするので、一見従順で素直に見えますが、実際には自らの感情を抑えて相手を優先しているので、ストレスを抱え、怒りや不満もたまってしまいがちです。 例）言われたとおりにやっているのにわかってもらえないと不満を抱くBさんは、次第に自信喪失し、帰宅してから夜遅くまで勉強しているうちに寝る時間がなくなり、体調不良の悪循環に陥ってしまいました。　Bさんのように、自分の意見があるのに言えないでいたり、自分の言いたいことが明確でないような場合には、主語に「私は（I）」をつけると発信しやすくなるでしょう。これをI（私）メッセージといいます。また、あなたは（You）を主語にしたメッセージをYou（あなた）メッセージといいます。I（私）メッセージは、自分の意見や感情を伝えやすいと同時に、相手に不快感を与えにくい表現方法ということができます。Bさんの例でいうと、「あなたはわかってくれない」「あなたは私を理解しようとしていない」（You メッセージ）に対して、「私は困っている」「（あなたが理解してくれないことで）私はとても悩んでいる」（I メッセージ）と置き換えることができるでしょう。
アサーティブ（自他ともに肯定的）	自分も相手も大切にした自己表現です。意見の違いがあった場合でも、お互いに意見を出し合って、意見や立場を尊重し合いながら納得のいく結論を出そうとします。 例）仕事で注意を受け、指導を申し出たCさんの言葉です。「申し訳ありません。この仕事はまだ担当になったばかりで、自分でも不慣れで心配なんです。どこを直せばいいんでしょうか？　近いうちにお時間をとって教えていただけますか？　きちんと理解できれば自信をもって取り組めると思います」。Cさんは、素直にわびたあと、自分の置かれた状況（D）と感情（E）、次に自分はこうしたいという要求（S）を伝えました。最後に、そうすればこんな結果（C）になるだろうと示しています。このような感情や意見を明確にする伝え方をDESC法※といい、アサーティブな表現をするために有効な方法です。

（桃谷・山本，2010 より引用改変）

※DESC 法：D（describe）：客観的な事実を伝える，E（express）：自分の感情を伝える，S（suggest）：相手にどうしてほしいかを伝える，C（consequence）：結果としてどうなるか伝える

66 　ストレスマネジメント―実践的セルフケア

　日頃からアサーティブなコミュニケーションを心がけたいものです．また，いつもはアサーティブなのに苦手な人や場面に遭ったときにだけ，アサーティブでなくなるというケースもあります．あなたには，苦手な人や場面がありますか？　また，その原因と考えられるものは何ですか？

 あなたのアサーティブになれなかった場面を思い出し（想定し），DESC法を用いて実際に声に出して表現してみましょう．

1．あなたのアサーティブになれなかった場面は？

2．DESC法でアサーティブに表現すると，
　　・Describe ― 客観的な事実を伝えるには？
　　・Express ― 自分の感情を伝えるには？
　　・Suggest ― 相手にどうしてほしいかを伝えるには？
　　・Consequence ― 結果として予想されることを伝えるには？

 ここでは2つの回答例を紹介します．

　［アグレッシブ（攻撃的）なタイプ］
　1．アサーティブになれなかった場面は？
　　私だって忙しいのに，アルバイト先の先輩は私にばかり仕事を頼んでくるから嫌になります．同じチームのAさんは手が空いているのに，どうして！と腹が立ち，イライラして大きな音をたててバタンと引き出しを閉めてしまいました．

　2．DESC法でアサーティブに表現すると？
　D―すみません，今頼まれた仕事ですが，先ほど頼まれた別の仕事に
　　　取りかかっている最中で手が離せないんです．
　E―私のほうは，今立て込んでいて，その後は仕事で外出しなければ
　　　ならないものですから，すぐに取りかかれそうにありません．
　　　（困ったように）．
　S―外出から戻ってからでもいいですか？　それともAさんが手が

空いているようなので，Aさんに代わってもらってもいいでしょうか？

C ― お急ぎでしたら，Aさんにお願いできればと思います（早く仕上がります）が，いかがでしょうか．

解説：先輩は，あなたの忙しい状況をよく理解していないのかもしれません．あるいはあなたを信頼しているからこそ仕事を頼んでくるとも考えられます．腹を立てるのではなく，今の状況をわかってもらえるようにきちんと説明することです．そのうえで相談し歩み寄る姿勢が必要でしょう．

［ノン・アサーティブ（非主張的）なタイプ］

1. アサーティブになれなかった場面は？

　明日締切の仕事を明後日と勘違いしていたため，上司に説明せねばなりません．今日これから取り掛かるとして，残業しても終わるかどうか…どうしよう….

2. DESC法でアサーティブに表現すると？

D ― 申し訳ありません．締切は明日とのことですが，明後日だと勘違いをしていました．

E ― 今からすぐに取りかかるとして，残業しても今日中に終わるかどうかわかりません．ですが，なんとかベストを尽くしたいと思います．

S ― 締切は明日の何時まででしょうか？　できるだけ伸ばしていただけませんでしょうか？　または，先輩のKさんにお手伝いをお願いしてもよろしいでしょうか？

C ― 先輩はこの仕事を担当した経験もありますので，手伝ってもらえれば明日の午前中には仕上がると思います．

解説：ミスや失敗をすると，誰でも不安になるものですが，くよくよ考えるよりも，まずは素直にわびることです．そしてベストを尽くして問題解決に向かうことを伝えましょう．

68 ストレスマネジメント―実践的セルフケア 88002-867 **JCOPY**

DESC法で，あなたの意見を受け入れてもらったら，ひと言「ありがとうございます」と感謝の気持ちを伝えることで，その後の対人関係によい影響を与えるでしょう．

2. アサーションを身につけると

アサーティブな表現を用いてお互いを尊重しあうことで，コミュニケーションがスムーズになるとともに信頼感が増します．

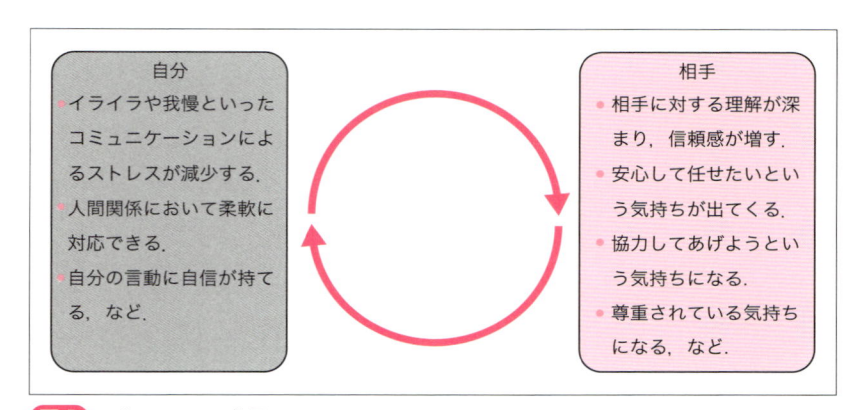

図1 アサーションの効果

Chapter 7　リラクセーション法

　リラクセーション法は，筋肉がリラックスした状態を意識的につくり，心身の過剰な緊張を緩めることで，自律神経の働きを整え，本来の適切なバランスを取り戻すことを目的としています．さまざまなリラクセーション法がありますが，自分に合ったものを継続して行うことが望ましいでしょう．ここでは，自分でできるリラクセーション法について，取り上げます．

1. 自律訓練法

　自律訓練法は，1932 年にドイツの精神医学者シュルツによって考案され，1950 年代に日本に紹介されました．以来，心身医療のみならず，教育，スポーツ，産業などの領域に，メンタルヘルスや対人関係の改善，能力開発，事故防止などの目的で，積極的に導入されてきました．シュルツは自律訓練法について，「催眠によってもたらされるすべての状態を得ることができるような，生理的な合理的訓練法であり，心身の全般的な変容をもたらすものである」と定義しています．自律訓練法の効果としては，リラクセーション，トロフォトロピック効果（蓄積された疲労の回復，エネルギーを蓄積することで，自己治癒的・自然な力が最大限に発揮されること），受動的注意集中（気づきの能力の高まり），アイデア・創造性への刺激などが挙げられます．ここでのリラックスした状態というのは心身に余分な緊張がない状態をいい，自身への気づきや自己コントロール力の高まり，ストレス耐性の向上をもたらすものです．

　自律訓練法は，**表 1** のとおり，背景公式と 6 つの公式からなります．準備段階として，姿勢は椅子に深めにゆったりと腰掛けるか，仰向けに横になった姿勢でもよく，くつろいだ楽な姿勢をとり，目を閉じます．ネクタイやベルトなど身体を圧迫するものはあらかじめ緩め，トイレなどもすませておきましょう．明るすぎる照明は控えて，静かでリラックスした環境を整えてから始めます．

表1 自律訓練法の標準練習と公式

背景公式		気持ちが落ち着いている.
第1公式	重感練習	両腕両脚が重たい.
第2公式	温感練習	両腕両脚が温かい.
第3公式	心臓調整	心臓が静かに規則正しく打っている.
第4公式	呼吸調整	楽に息をしている，呼吸が楽だ.
第5公式	内臓調整	お腹，胃のあたりが温かい.
第6公式	前額部調整	額が快く，心地よく涼しい.

（日本自律訓練学会教育研修委員会編，2012より引用改変）

　準備が整ったら背景公式の「気持ちが落ち着いている」を心の中で繰り返します．背景公式は，自律訓練法のすべての段階における基本となるもので，各々の公式練習のたびに行います．進め方は1つの公式を習得したら次の公式を加えていくという方法をとります．ただし，人によっては避けたほうがよい練習もありますので，専門医の指示に従ってください．

　自律訓練法は，習得すれば，いつでもどこでも短時間でリラックス状態を得られる利点があります．1回2〜3分程度の練習を3回繰り返して1セッションとし，1日3セッション行うのが理想的で，毎回の練習後には，必ず消去（取り消し）動作を行い，適切な意識水準に戻すことが大切です．

　消去動作は次のように行います．①両手を強く開閉し，②両肘の屈伸運動を行い　③最後に大きく伸びをして深呼吸を行い，静かに目を開けます．

2. 筋弛緩法

　筋弛緩法は，筋肉に力を入れてから一気に緩め，緊張した筋肉をリラックスさせる方法です．基本的なやり方として，5〜10秒ほど力を入れ，次いで，一気に力を抜きます．力を抜いたら10〜15秒ほど脱力した感じを味わいましょう．全身すべての部位を行わなくても，顔，首，両肩，腕や脚だけというように，緊張を感じている部位だけ行ってもいいでしょう．疲れや緊張を感じたときに，簡便に行える方法です．

Chapter 7　リラクセーション法　71

3.　腹式呼吸法

　「息が詰まる」「息を呑む」という慣用句は，緊張したり驚いた状況を，反対に「息を抜く」「息を吹き返す」は，休憩や回復した状況を表します．このように，呼吸（息）と心身の状態は切り離せない関係にあるといえます．呼吸法には，大きく分けて，主に肋骨筋を動かし胸郭を広げる「胸式呼吸」と，腹筋を使って横隔膜を上下させる「腹式呼吸」の2種類があります．緊張した状態では，呼吸が浅く速くなっていることが多いものですが，意識して深くゆったりした「腹式呼吸」を行うことで，次第にリラックス感を得ることができます．

　腹式呼吸の方法としては，①鼻または口から，身体の中の空気を全部吐き出すつもりで，息を吐く．このとき，腹筋を使い，お腹をへこますようにして息を吐き切る．②鼻からゆっくりと息を吸う．このとき，お腹を膨らませるようにたくさん息を吸う．③吸った息を全部吐き出すつもりで，①の要領で，長くゆっくりと息を吐く．このとき，吸うときの2倍ぐらいの時間をかけるつもりで行う．④　②③を自分のペースで繰り返す．息を吸うときには新鮮なエネルギーが身体全体に満ちてくるイメージで，息を吐くときには疲労やストレスなどを一緒に吐き出すようなつもりで行うとよいでしょう．

4.　マインドフルネス

①マインドフルネスとは

　マインドフルネスは，瞑想（メディテーション）ともいわれ，呼吸をはじめとした五感の働きに意識を向ける方法で東洋の禅の思想が基となっています．脳の疲れをリセットし（リラックス効果），集中力の強化，イライラなどの精神症状や眠気の改善などに効果があり，そのため，心理療法のみならず，職場の生産性向上やスポーツ選手の運動技能発揮など，さまざまな分野に取り入れられています．

　仏教では「無常」といい，すべての事象はとどまることなく移り変わっていくという考え方があります．マインドフルネスでは，他者や周囲の状況はもちろん，自分自身や自分の経験について，比較したり嘆いたり，優越感を感じたりなどの，一切の価値判断をせずに「今，ここ」での体験を大切にします．それはつまり「今，ここ」での瞬間における自分自身をありのままに捉える（感

じたり考えたりする）ことです.

　私たちは,「今, ここ」での瞬間を実感して生きているかというと, 意外とそうではありません. 明日のプレゼンテーション成功のためにどんな準備をしようかと考えたり, 休日の過ごし方について計画を立てたり, 過去の失敗を悔んだりなど, 将来や過去について考え, 感じ, 行動しがちです. 過去の反省や, 将来の計画を立てることはもちろん悪いことではありません. しかし, 変えられない過去についていつまでも悔んだり, まだわからない将来について過度に不安を感じることは, ストレスになります. 過去や未来を操作することは難しいことですが, 現在の「今, ここ」での自分自身をコントロールすることは, それよりは容易といえます. そして, 自分自身をコントロールできると実感することは, 落ち着きとリラックスを得ることにつながります.

②マインドフルネスの実践

　それでは, ここで次のような方法で実践してみましょう.

　ゆっくりと深呼吸をして, リラックスして目を閉じてください. 前述の腹式呼吸の要領で深い呼吸をしてください. そして, 呼吸（息を吸ったり吐いたりしていること）に意識を集中してみます. 息を吸い, 空気が鼻や口から入ってきます. 肺が膨らんだあと, お腹がゆっくりと膨らんできます. 今度はゆっくり息を吐きます. お腹の空気が肺を通って口からスーッと出ていきます. 何度か繰り返してみましょう.

　しばらく集中していると, 普段気づかない感覚に気がつくでしょう. 吸い込む空気の冷たさ, 吐く空気の温かさ, 冷蔵庫のモーターが静かに動いている音, 室内の物音, 窓の外から聞こえる鳥の声, 遠くで車が走り去る音, 遠くの物音, 指先が腿に触れている温かさ, 足の裏が床に触れている重み, お尻が椅子に密着している感触など……. さらに慣れてきたら, 落ち着ける場所, 好きな場所, リラックスできそうな場所をイメージしてみるのもよいでしょう. 木々に囲まれた公園のベンチに腰掛けている, 海岸の砂浜をはだしで歩いている, 芝生に寝転んでいるなど…. 十分にリラックスできたら, 静かに目を開けて, 外界にゆっくり視線を移してください. 目に入ったものの形の細部, 色などにも注意を向けてみましょう. しばらくしても, ぼんやりした感じが残っているときは, 自律訓練法と同じ方法で消去動作を行ってください.

5. その他のリラクセーション法

その他，気功やヨガ，アロマテラピー，マッサージなど，さまざまなリラクセーション法があります．これらに共通することは，自己治癒力を引き出し，その結果として症状が改善されるということです．リラックスしなければと気負いすぎて，かえって緊張してしまうということにならないよう，自分に合ったものを続け，習慣づけるとよいでしょう．

6. リラクセーション法や気分転換を意識的に取り入れることの意義

「感情」「行動」「思考」という3つの側面から人を捉えてみると，例えば抑うつ状態で何もする気にならず，部屋に閉じこもって過去の失敗などのネガティブなことばかり考えている人の場合は，次のようなサイクルを繰り返すことになります．

感情：抑うつ，落ち込み．

行動：部屋で椅子に座ったまま何をするのもおっくうだ．

思考：そんな自分はダメだ．

そして，ますます落ち込んでいき，ネガティブになっていきます．

「気分が沈んで気分転換をする気にもならない」という人がいます．わからなくもないですが，同時に，「行動を起こすと感情が変化する」ともいえるのです．感情に任せて，何もしないでいる（行動）→何もしない（できない）自分はダメだ（思考）→さらに落ち込んでしまう（感情），というネガティブサイクルに陥ってしまった人は，思い切って別の行動を起こしてみましょう．例えば，深呼吸をする，あるいは笑うという行為は，副交感神経を活発にしてリラックス感をもたらします．また，これをすると楽しくなった経験がある，心が安らぐ，リラックスできるなど，何でもよいのでできることをやってみます．お笑い番組を見る，好きな音楽を聴く，コーヒーブレイクをとる，友人に電話をかける，散歩をする等々…Chapter4 p51 の自身で作成したコーピングリストを参考にしてください．嫌なことを引きずって落ちこんでいる（感情）→お笑い番組を見て笑う（行動）→笑うことで副交感神経が活発になり，リラックス感や楽しい感じを味わう（感情）→楽しめている自分に気づき，嫌なことがあっ

74 ストレスマネジメント—実践的セルフケア 88002-867 JCOPY

ても切り替えて笑える自分は，それなりに強い，明日もやれそうだ．がんばれば何とかなる…（思考）．

　過去の失敗は，ほとんどの場合，もう終わってしまったことで，考えてもしかたがないことが多いものです．それよりも，自ら進んで行動を変化させ，ポジティブサイクルに変えることが大切です．

Chapter 8 生活習慣

　自己コントロールを実践するにあたっては，心身両面からの気づきとともに，自分の普段の状態を把握することが必要となります．①普段と違う自分に気づくこと，②気づいたら対処することがセルフケアのポイントです．

　ストレスの初期症状は，身体症状に現れることも多いため，身体からのメッセージに気をつけ，日頃から自分自身の健康状態をチェックする習慣を持つことが大切です（**図1**）．1日1回，その日の状態を，10点満点で何点になるかチェックしましょう．

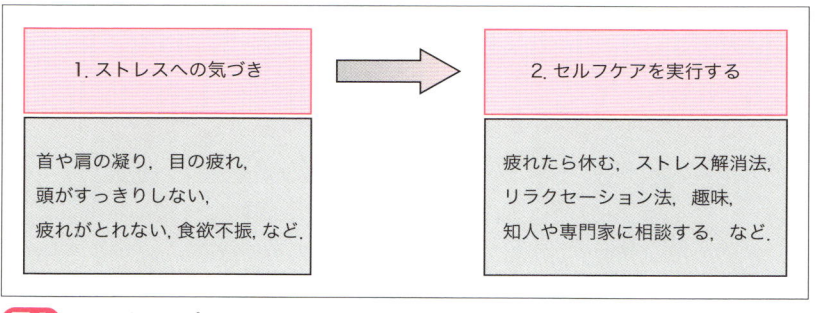

図1 セルフケアのポイント

1. ストレス反応には個人差がある

　先に，ストレッサー（要因）とストレス反応（状態）を合わせて，ストレスと呼んでいるということを述べましたが，ストレス発生には一連のプロセスがあります（**図2**）．ストレッサー（要因）を向けられると，私たちはそのストレッサー（要因）について，どう受け止め（認知的評価），次にどう対処するか（コーピング）を判断します．ストレッサー（要因）の量や質を査定し，「これなら対処できる」と判断すれば，問題解決のために行動を起こすでしょう．自分には

76　ストレスマネジメント―実践的セルフケア　88002-867 JCOPY

受け止められないと判断すれば，「しばらく我慢して様子をみよう」と，情動中心のコーピング（Chapter 4-p49）をとるかもしれません．結果として表れるストレス反応は，私たちの認知的評価やコーピングを介在しているために個人差が生じることとなり，誰一人同じということはありません．言い換えると，結果としてのストレス反応は，ストレッサー（要因）よりも，間に介在する私たち個人の受け止め（認知的評価）とコーピング（対処）にかかっているのです．さらに，私たちの認知的評価とコーピング（対処）に影響を及ぼす要因として，先に挙げたタイプA行動パターン（Chapter 1-p8）などのパーソナリティ，周囲のサポート，生活習慣，考え方の癖（認知の歪み），などが挙げられます．

　ここで忘れがちなのが，普段の生活習慣の見直しです．心身相関という言葉があります．身体と心の状態は切っても切り離せないということです．生活習慣を整えることは，結果として，ストレスに強い身体と心を作ることにつながります．健康的な生活習慣について，いくつかのポイントに絞って考えてみます．

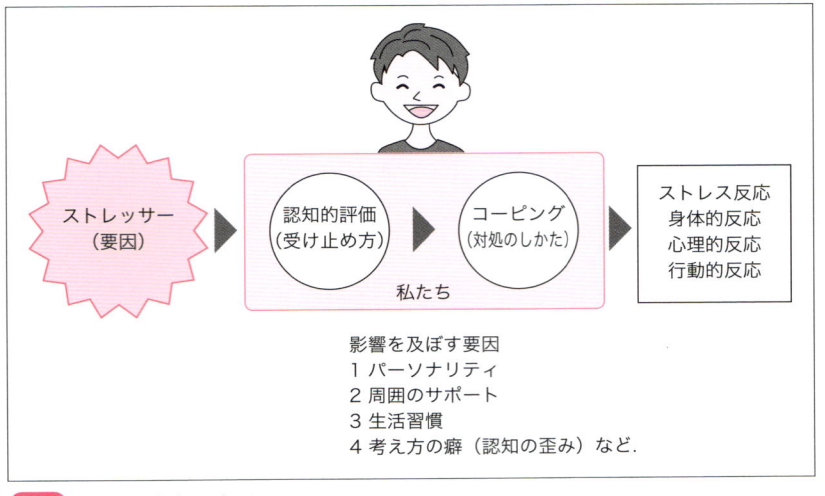

図2　ストレス発生のプロセス

2. 運動

　「疲れて運動する気になれない」という人もいますが，現代人の疲れは身体の疲れよりも頭の疲れ（頭脳活動による疲れ）が，大部分を占めています．身体を動かして心地よい疲労感を得ることが，よい睡眠にもつながり，ひいては頭の疲れを回復させることにもつながります．1日30分程度，身体を動かす習慣を持つことは，成人病予防にも役立ちます．運動する時間が取れないという人は，朝のバス停を2つほど，歩いてみるなどもよいでしょう．散歩など，周りの景色を楽しみながら身体を動かすことは，ストレス解消になります．特に中高年では，若い頃スポーツをしていたからといって，昔と同じつもりで急に身体を動かしてケガをしてしまうということもあるようです．身体と相談しながら，無理はせず，マイペースで継続することが大切です．

3. 睡眠

　睡眠時間には個人差があり，何時間寝なければならないということはありません．年齢によっても変化し，同じ人でも歳をとると睡眠時間は短くなるものです．ただ，日本人の睡眠時間は年々短くなっている傾向があるようです．睡眠時間が足りていないと，疲れがとれない，頭痛，風邪をひきやすくなるなど，さまざまな不調が出やすくなります．おおむね6〜8時間が必要な睡眠時間といわれています．必要以上に長い時間を眠ろうとすると，かえって睡眠の質が悪くなり，疲れが残ったように感じることもあります．逆に5時間を切ると，体調を崩しやすい，作業能率の低下，ミスが生じやすくなることがわかっています．

　睡眠は量（時間）だけでなく，質がよいことも大切です．質のよい眠りは脳をリフレッシュさせます．眠りにはノンレム睡眠とレム睡眠の2種類があり，交互に繰り返されています．寝つくとしばらくして，深いノンレム睡眠に入ります．ノンレム睡眠は脳を休ませるための睡眠で，同時に交感神経や身体も休ませます．レム睡眠は脳が起きている状態で，急速な眼球運動（Rapid Eye Movement）がみられることから，こう呼ばれています．起床時間が近づくと，眠りは徐々に浅くなっていきます．このように，睡眠は身体だけでなく，脳をリフレッシュさせる効果もあります．そのためには質の良い眠りをとることが大切です．

休日に寝だめをするという人がいますが，これは睡眠不足を補っているだけで，基本的に寝だめはできません．かえって体調を崩してしまうことにもなりかねません．寝つきがよいこと，目覚めがよく朝すっきり起きられることなどが，よい眠りのポイントです．寝つきの悪い人は自分にあった「眠りのスイッチ」を見つけましょう．室温や照明などで眠りやすい環境づくりをするだけでなく，アロマオイルの香りをかいでリラックスする，寝る前に軽い運動（ストレッチなど）をするなど，自分なりの眠りの習慣をみつけてください．なかなか寝つけないという人の中には，寝る直前までテレビを見ていたりゲームをしている，パソコンやスマホをしているなど，眠りを妨げる習慣を持っている人も少なくありません．脳が活性化するような行動は避けたほうがよいのは言うまでもありません．

また，夜遅い時間に食事をとることは，消化のために胃をはじめとする内臓が活性化してしまうので，避けたほうがよいでしょう．寝酒を飲むとよく眠れるという人もいますが，飲酒は結果として，眠りの質を下げてしまうことがわかっています．カフェインも覚醒作用や利尿作用があり，眠りを浅くしたり，夜中にトイレに起きることで睡眠が妨げられる可能性があります．緑茶，紅茶，コーヒーや栄養ドリンクなどにはカフェインが多く含まれているので気をつけましょう．

また，普段より早い時間に無理に眠ろうと意識して，かえって眠れないという経験がある人も多いと思います．夜更かしの習慣を改善するためには「早寝早起き」ではなく，「早起き早寝」の意識をもつことです．起きる時間を基準にして生活を組み立てるのです．最初はたいへんでも，体内時計のリズムがリセットされると，15～16時間後に眠気が出現することがわかっており，次第にリズムが整ってきます．そして，体内時計のリズムをリセットするには，起床後なるべく早く太陽の光を浴びることが大切なので，思い切って起き上がりカーテンを開けましょう．睡眠不足で昼間に眠くなってしまったら，疲労回復のためには，短い時間の昼寝も効果的です．あまり長く寝すぎると逆効果で，15分～30分ですっきり起きるのがよいといわれています．米国精神医学会DSM-5精神疾患の分類と診断の手引（American Psychiatric Association, 2014）の不眠障害の診断基準によると，①入眠困難（寝つきが悪い），②頻回の覚醒または睡眠維持困難（途中で何回も起きてしまう，その後眠れない），③早朝覚醒（起きるべき時間でないのに目覚めてしまい，その後眠れない）のう

ち 1 つ以上が週に 3 日以上，3 カ月間続いて，苦痛および生活上の支障を来している状態としています．ほかにも，眠気がひどく，昼間の活動に影響があるという場合には，病気が潜んでいる場合もありますので（睡眠時無呼吸症候群，むずむず脚症候群，ナルコレプシーなど），その場合には専門医に診てもらいましょう．

厚生労働省は，睡眠時間の不足や質の悪化が，生活習慣病をはじめとする健康上の問題や生活上のリスク（事故）につながるとして，12 箇条からなる「健康づくりのための睡眠指針 2014」を策定しています（厚生労働省，2014）．

健康づくりのための睡眠指針 2014〜睡眠 12 箇条〜
 1. 良い睡眠で，からだもこころも健康に．
 2. 適度な運動，しっかり朝食，ねむりとめざめのメリハリを．
 3. 良い睡眠は，生活習慣病予防につながります．
 4. 睡眠による休養感は，こころの健康に重要です．
 5. 年齢や季節に応じて，ひるまの眠気で困らない程度の睡眠を．
 6. 良い睡眠のためには，環境づくりも重要です．
 7. 若年世代は夜更かし避けて，体内時計のリズムを保つ．
 8. 勤労世代の疲労回復・能率アップに，毎日十分な睡眠を．
 9. 熟年世代は朝晩メリハリ，ひるまに適度な運動で良い睡眠．
10. 眠くなってから寝床に入り，起きる時刻は遅らせない．
11. いつもと違う睡眠には，要注意．
12. 眠れない，その苦しみをかかえずに，専門家に相談を．

このように，年代による睡眠傾向にも言及した内容となっています．

4. 食事

朝食を抜く人が増えていると聞きますが，朝食は午前中のパフォーマンスに影響します．食事は 3 食，規則正しくバランスよく食べることが大切です．食事の栄養バランスが偏っているとイライラや疲労感を感じるといわれています．また時間がないからといって早食いをすると，満腹を感じる前に食べ物が胃の中に入ってしまうので，食べ過ぎて胃がもたれたり胸やけがしたりするこ

80　　ストレスマネジメント―実践的セルフケア

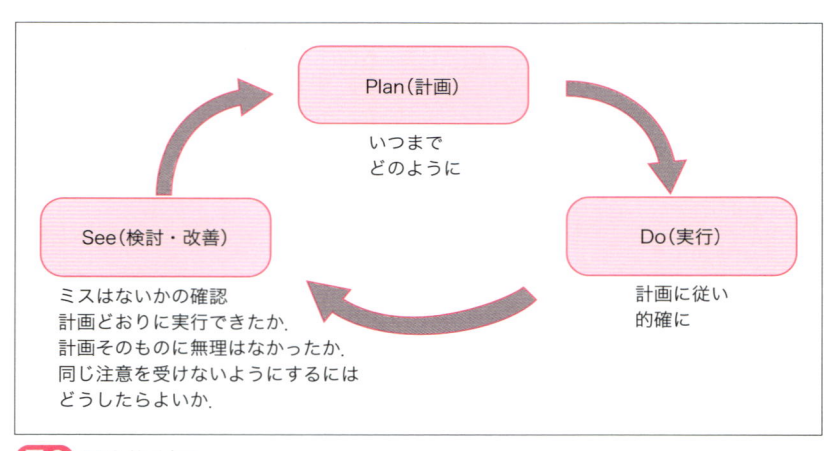

図3 PDS サイクル

とになります．ゆっくりよく噛んで食べましょう．できれば，1日1回は気の合う人とおしゃべりをして楽しく食事をとると，ストレス解消にもつながります．

5. 活動と休養

　ここでの活動には，仕事や勉強，ボランティア活動などのさまざまな活動全般が含まれます．活動における自分の役割や，自分の活動が組織や自分の将来に役に立っているかなど，活動に意義ややりがいが感じられるかどうかは，日々のモチベーションに大きく影響します．また，仕事については，残業規制の動きはあるものの，過重労働の問題はまだ解決されていません．

　ここでは，日頃から行える効率的な仕事（活動）や時間管理のためのポイントを挙げてみます．

①抱え込んでいないか

　自分だけが知っているということは，自分の生活が犠牲になるだけでなく，自分がいないときのリスクも生じます．また，しなくてもよいこと，余分なことはないかを見直す，抱え込んでしまいがちな人は，他の人に任せる努力をする（自分でなくてもできるようにする）ことも必要です．

②締め切りを決める

　「○日まで」「○時まで」と締め切りを決めて取り掛かると，意外とはかどる

ものです．締め切り管理だけでなく，細かなタイムマネジメントをすることも有用です．「今日は〇時までしたら，続きは翌日にしよう」と頭を切り換えて，次に取り掛かるほうが，効率がよいものです．

③困ったときは相談する

予定どおりに進まない，重なってしまった，など，困ったときにはできるだけ早く相談することで，組織としてリカバリーする道が開けます．ミスをしたときなどは，言いたくない気持ちが先に立ってつい先延ばしにしてしまいがちですが，そんなときこそ相談するべきなのです．

④PDSサイクルを習慣づける

PDSサイクルとは，P（PLAN：計画）・D（DO：実行）・S（SEE：検討）のマネジメントサイクルとも呼ばれる，基本的考え方です．S（SEE：検討）をより具体的にC（CHECK：評価），A（ACTION：改善）として，PDCAサイクルということもあります．取り掛かる前に，どのように取り組むか計画（見通し）を立て（PLAN），実行（DO）し，成果について検討（SEE）します．ミスはないかの確認はもちろん，計画どおりにいったか，計画そのものに無理はなかったかなどを検討し，見直すべきところがあれば次に活かします．このようにPDSサイクルを身につけることでより効率的に（速く・楽に・ミスなく）進めることができ，スキルアップにもつながります（図3）．

活動を効率よくするためには，適度な休養（休憩）も必要です．定期的に休憩をとりましょう．パソコン作業なら1時間に10分程度の休憩をとり，目を休ませ，肩や首を回したりして疲労回復をしましょう．前述の呼吸法や，ストレッチなどのリラクセーション法を取り入れることも，気分転換になります．また，同じ活動が続くときには別の活動を組み合わせるなど，ローテーションすることで効率が上がります．

6. 趣味

活動のあとは，心身を切り替えて自分の時間を楽しみましょう．「趣味は海外旅行です」といっても，海外旅行は普通の人はそうそう行けるものではありません．日常的に気軽にできて長続きするものがよいですが，特に趣味がないという人は，子どもの頃に好きだったものを思い出してみると，自分に合った趣味が見つかるかもしれません．

次の項目について，それぞれ挙げてください（いずれも実行可能なものがよい）．

生活習慣を振り返ってみましょう　　Self Check!

❶運動：

・気をつけていることは？

・よい習慣は？

・改善すべき習慣は？

❷睡眠：

・気をつけていることは？

・よい習慣は？

・改善すべき習慣は？

❸食事：

・気をつけていることは？

・よい習慣は？

・改善すべき習慣は？

❹活動（仕事・勉強・ボランティア活動など）と休養

・気をつけていることは？

・よい習慣は？

・改善すべき習慣は？

❺趣味

・あなたの趣味は？

Chapter 9 認知へのアプローチ

1. 認知行動療法（5つのコラム法）

　同じストレッサー（要因）を受けても，誰もが同じストレス反応を起こすとは限りません．プレゼンテーションを控えて「必ず成功しなければならない」と考える人は，「時には失敗することもあるだろう」「80％の力が発揮できれば合格点だ」と考える人に比べて，より大きなストレスを感じることでしょう．もし本当に失敗が許されない状況と判断した場合には，念入りに準備したり，誰かにサポートを求めるなどで，ストレス反応の軽減につながるコーピング（対処）をとることができます．ところが，以下に示すような「認知の歪み」があると，ふさわしいコーピングがとれなくなります．

　ストレスを受けやすい人には，**表1**のような「認知の歪み」がみられる場合があります．好ましくない結果を招きやすい考え方に気づき，別の方向から捉えなおすこと（リフレーミング）で，気持ちがずいぶん楽になる場合があります．

　このように，問題となる行動に焦点をあて，行動・気分・思考についての分析と実践を行い，成果をモニタリングする手法が，認知行動療法です．次に認知行動療法の中の1つ，5つのコラム法を紹介します（**表2**）．**表2**の5つのコラム法記入例を参照してください．5つのコラム法には①ストレスとなった状況　②そのときに感じる代表的な気分　③そのときに起こってくる自動思考（認知の歪み）　④客観的で冷静な考え方である適応的思考　⑤適応的思考を用いたときの心の変化，が記載されています．

　気分，心の変化は，数値化します．自動思考は，**表1**のどの「認知の歪み」に該当するか選んで記入すると，自分が陥りやすい自動思考が理解しやすいでしょう．適応的思考はできるだけ具体的に，問題を打開する可能性のあることを思い切って書きます．5つのコラム法に自動思考を裏づける事実である「根拠」と，自動思考と矛盾する事実である「反証」を加えた，7つのコラム法が

表1	認知の歪み	
1	根拠のない決めつけ	証拠が少ないままに思いつきを信じ込むこと.
2	白黒思考	灰色（あいまいな状態）に耐えられず，ものごとをすべて白か黒かという極端な考え方で割り切ろうとすること.
3	部分的焦点づけ	自分が着目していることだけに目を向け，短絡的に結論づけること.
4	過大評価・過小評価	自分が関心のあることは拡大して捉え，反対に自分の考えや予想に合わない部分はことさらに小さく見ること.
5	べき思考	「こうすべきだ」「あのようにすべきではなかった」と過去のことをあれこれ思い出して悔やんだり，自分の行動を自分で制限して自分を責めること.
6	極端な一般化	少数の事実を取り上げ，すべてのことが同様の結果になるだろうと結論づけてしまうこと.
7	自己関連づけ	何か悪いことが起きると，自分のせいで起こったのだと自分を責めること.
8	情緒的な理由づけ	そのときの自分の感情に基づいて，現実を判断してしまうこと.
9	自分で実現してしまう予言	自分で否定的予測を立てて自分の行動を制限してしまい，自分の行動を制限するものだから，予測どおり失敗してしまう．その結果，否定的な予測をますます信じ込み，悪循環に陥ってしまうこと.

（大野，2003 より引用改変）

5つのコラム法

Self Check!

ストレスを感じていることについて考えてみよう.
❶（ストレスとなった）状況は？

❷気分は？

❸自動思考は（認知の歪み*）？

❹適応的思考は？

❺心の変化は？

*認知の歪み：①根拠のない決めつけ　②白黒思考　③部分的焦点づけ　④過大評価・過小評価　⑤べき思考　⑥極端な一般化　⑦自己関連づけ　⑧情緒的な理由づけ　⑨自分で実現してしまう予言

（大野，2003 より引用改変）

表2 5つのコラム法記入例

①状　況	打ち合わせに出席しようとしたら，すでにほかのメンバーは集まっていて，話し合いが始まろうとしていた．「こんにちは．遅れてすみません」とあいさつとおわびを言ったが，無視されてしまった．この一件以来，何となく話しづらくなってしまい，メンバーと話さなくなってしまった．
②気　分	1．後悔（90%）　2．不安（70%）　3．無力感（80%）
③自動思考 （認知の歪み*）	1．どうしてこんな日に限って，ぎりぎりに来てしまったのだろう．自分はいつも間が悪い．①⑥* 2．ほかのメンバーは，不愉快な思いをしたに違いない．だから，あいさつもされなかったのだろう．①③⑦* 3．こんな関係では，これからうまくメンバーとやっていけるわけがない．きっとうまくいかないに違いない．皆，自分を避けているようだ．①②⑨*
④適応的思考	1．ぎりぎりとはいっても，時間には間に合っていて遅れたわけではない．全員が予定の時間より早く集まっていたのは，偶然かもしれない．いずれにしても，予定どおりに話し合いは始まった． 2．話し合いが始まるタイミングだったので，あいさつを返すことができなかったのかもしれない．あるいは，自分の声が小さくて，聞こえなかったのかもしれない． 3．関係が悪くなったというのは，自分の思い過ごしかもしれない．避けているのは，むしろ自分のほうだ．実際に何か言われたということもない．自分としては非はなかったのだから，これまでどおり自信をもって行動してよい．明日は少し大きめの声でこちらからあいさつをしてみよう．
⑤心の変化	1．後悔（30%）　2．不安（50%）　3．無力感（30%）

＊認知の歪み：①根拠のない決めつけ　②白黒思考　③部分的焦点づけ　④過大評価・過小評価
　　⑤べき思考　⑥極端な一般化　⑦自己関連づけ　⑧情緒的な理由づけ　⑨自分で実現してしまう予言
（大野，2003 を参考に著者作成）

一般的な形として活用されていますが，5つのコラム法はより簡便な方法として用いることができます．次に実践してみて，実際の場面ではどうだったか振り返り，成果について繰り返しモニタリングします．専門家と一緒に行うことはもちろん効果的ですが，コラム法を用いるとある程度自分で行うこともできます．「認知の歪み」は，自分が長年培ってきたもので，いわば馴染みの「考え方の癖」ですから，一朝一夕に修正するのは難しいかもしれません．根気よく取り組むことが大切です．Self Check！で考えてみましょう．

2. 注意を受けるときの心構え

　最近，若い人の中には，子どもの頃に叱られたことがないという人が増えて

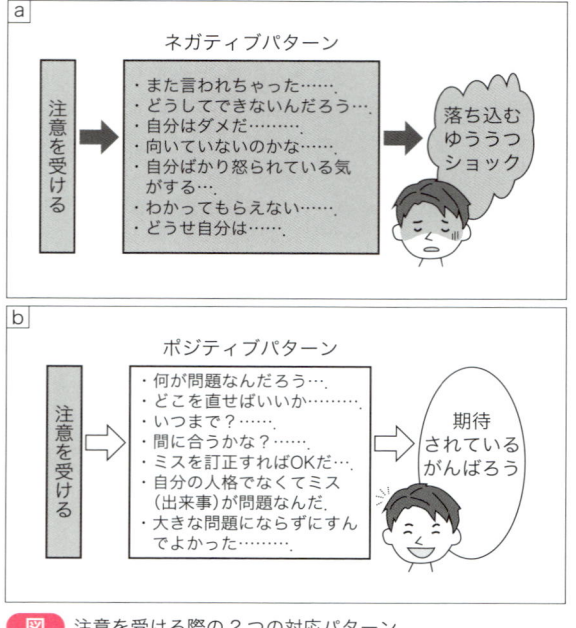

図 注意を受ける際の2つの対応パターン

いると聞きます。彼らに注意を受けたときの反応を尋ねると「頭が真っ白になる」「逃げ出したくなる」「何で怒られるのかと情けなくなる」という答えが返ってきたそうです。また，萎縮してしまい「申し訳ありません。以後気をつけます」と返答するのが精いっぱいで，「なぜそのようなことになったか」「どう考えているか」を伝えるという人は，少数だったそうです。これが高じて「自分はダメな人間だ」「自分は向いていないのではないか」という極論に結びつけてしまうこともあります。これでは，注意を受ける側，する側の双方にとって嫌な感じが残るだけで，問題解決につながりません。(**図 a**)

「注意されるのは嫌なこと」というネガティブな捉え方を，「注意されるのは期待されているから」というポジティブな捉え方に変えてみるとどうなるでしょうか，注意されることを「成長のチャンスを与えてもらってよかった」と考えられれば，失敗の経験を糧にして成長できる可能性が広がるでしょう。自分が期待されているから注意されると理解することが，問題解決とストレス軽減につながります。(**図 b**)

コラム・スキーマ

　スキーマとは，あるまとまりを持った共通の認識（知識の集合）・関連を持ったものごとの集まりをいいます．例えば，私たちの住む家にはいろいろなデザイン性がありますが，日本では，屋根があり，壁で外界から仕切られている，ドアや窓などの出入り口がある……などの共通のイメージがあり，このような一般化された知識をスキーマといいます．スキーマによって，「家とは」という回りくどい説明抜きで，コミュニケーションがスムーズに図れるわけです．

　認知療法の創始者である，アーロン・ベックは，私たちの中にも，その人が培った経験や価値観によって形成されたスキーマが存在して，そこから無意識にいろいろな考えが起こってくる（自動思考）と考えました．何でもプラスに考える人はプラス思考のスキーマを持っており，日々の出来事を楽しみ，トラブルにあっても「よし，解決しよう！」と自信を持って臨めます．ところが，マイナス思考のスキーマ（抑うつスキーマ）を持っている人は，楽しい場にいても，「この楽しさは今だけだ，あとでよくないことが起こるかもしれない」と考えたり，トラブルにあうと「自分ばかりがこんな目に」と思ったりします．このような人は，いつしか「楽しめない」「自分は運がない」と結論づけるようになってしまいます．ベックは，うつ病の人たちに，特徴的な「認知の歪み」があることに気づきました．これらの「認知の歪み」を，客観的で冷静な，正しい，現実的な認知に置き替えるのが認知療法です．

　注意を受けるときには，注意された出来事そのものに焦点をあてて，何をどう改善すればよいかを考えることです．相手は決してあなたの人格を否定したのではなく，その出来事に対して，あなたに改善してもらうことを期待していると受け取ることが大切です．このように注意の内容を冷静に受け止め，問題解決に向けた行動をとることで，注意した側，された側，共によい結果を得ることができるでしょう．

【注意を受ける際のポイント】

①「何を言われたか」，注意された出来事そのものに焦点をあてる

　あなたの人格が否定されたのではなく，あなたの行動や犯したミスに対する改善が求められているのです．

②責任回避したり，言い訳をしてごまかそうとしない

　非があれば「申し訳ありません」と潔く認め，問題解決に向かいます．

③感情で受け止めない

　落ち込んだり，気にしすぎて萎縮したり，逆に反発したりしないようにしま

す. 思考や行動力が鈍ってしまうからです.

④同じ間違いを繰り返さない

　同じことを何度も注意するのは, 相手にとっても嫌なものです. 記録しておくなどして, 同じ間違いを繰り返さないように気をつけます.

　そのほか, 他人のせいにするなど責任転嫁しない, 注意された内容が理解できなければ謙虚に質問して理解できるまで指導を受ける, などが求められます.

3. 注意をするときに気をつけたいこと

　注意をする立場では, どのようなことに注意すればよいのでしょうか. 注意をするうえで気をつけたいことについて, 以下にまとめました.

【注意をする際のポイント】

①なぜ注意するのか理由を明確にする

　なぜ改善しなければならないのか問題を明確にし, それを放っておくとどのような問題に発展するかなど, きちんと説明します.

②相手の性格に合わせて注意する

　相手の性格や予想される反応を考えて注意すると, 効果的な場合があります. フィードバックに対して打たれ強いタイプには, その場でピシッと注意する, くよくよ考えてしまいそうな相手には, 二人で話す時間を設けて静かに話す, あるいは, 良い点をほめてから, 「ここを改善したらもっと良くなるからそうしてほしい」と伝える方法もあります.

③相手の理解度を把握する

　このぐらいのことはわかっているはずと思っても, 相手が理解していないということも考えられます. 注意される側の思い込みが強かったり, ストレスで判断力が鈍っていたり, ネガティブな感情に支配されていたりしていると, その人の心理的事実は実際とは異なっている場合があるのです. 相手がこちらの意図するところをしっかり理解しているか, 把握する必要があります.

④注意の内容は具体的に

　何をどのように改善してほしいのか, 行動のレベルで具体的に話し合うことが必要です.

また,「あの時もこうだった」「あの人はできるのに」と,過去のことや他人を引き合いに出さない,などにも注意したいものです.そして,注意した相手に改善がみられたらそのことをほめる,逆に改善されていなかったら責任をもって再度注意するというように,成長を見守る姿勢も必要です.

ただし,このような関係は,信頼関係が基盤となります.日頃のコミュニケーションが良好であることが前提となるのは,言うまでもありません.

Chapter 10
ストレスに強くなるには

　この章では，ストレスに強いといわれる考え方や性格傾向について，紹介します．ストレスに強い人は，自然とこれらを身につけているのかもしれません．ストレスに悩む人にとっては，日常に取り入れることで，ストレス耐性を強化し，自信が持てるようになるでしょう．

1. リフレーミング

　自分の短所，思い込み，考え方の枠組み（フレーム）などにとらわれることは，自分の行動や可能性を狭めてしまうばかりでなく，ストレスとなってしまいます．「考え方の枠組みをはずし，別の方向から捉えなおすこと」をリフレーミングといいます．

Q 自分の短所や思い込み，うまくいかなかった出来事をポジティブパターンにリフレーミングすると，どのように変換できるでしょうか？

A 回答例

自分の短所や思い込み	ポジティブパターンにリフレーミングすると
例1：優柔不断で，あれこれ考えてしまい，ものごとをなかなか決められない．相手の言ったことを気にしてしまい，くよくよ考えてしまうことが多い．	慎重なので失敗することが少ない．相手の気持ちを考えて行動するので，協調性があると言われる．
例2：せっかちで慌ててしまうことが多い．最後にばたばたしてミスをしてしまう．	作業スピードは速い．周囲からてきぱきしていると言われる．元気がいいと言われる．

うまくいかなかった出来事	ポジティブパターンにリフレーミングすると
例3：新しい仕事を指示されたが，どうやって手をつけていいかわからなかった．自分なりに考えてみたが，正しいかどうか不安になった．いくつかの計画案を作成し，上司に確認してもらおうと思ったが，時間ばかりが過ぎてしまい，結局先輩に手伝ってもらわないと間に合わないという結果になってしまった．上司からは「計画についてはいいのだが，仕事が遅い」と言われてしまいショックだ．	自分なりにやり方を考えるというところはいいし，計画を立てるときに状況分析をすることは必要なことだ．ただ，仕上げる時間のリミットを決め，やり方についても，早い段階で質問すればよかった．「仕事が遅い」と注意を受けたが，その他については，評価を受けたところもあり，次回は，時間管理をしっかりしよう！〈補足〉そのほかにも新しい仕事を任せてもらえたことを自分の成長の機会と捉えたり，先輩に仕事を教えてもらえる機会を得たことはよかった，と捉えることもできるでしょう．

では，実際やってみましょう！

ポジティブパターンへのリフレーミング

Self Check!

❶自分の短所や思い込み／枠組みにとらわれた考え方は？

❷ポジティブパターンにリフレーミングすると…？

❸うまくいかなかった出来事は？

❹ポジティブパターンにリフレーミングすると…？

2. 自己効力感

　自己効力感（self-efficacy）とは，ある特定の状況での「自分はそのことをうまくやれるんだ」という，自分自身の能力に対する確信や自信のことです．自己効力感が低い人は，目標達成に対して不安が強く，自信を持てなかったり避けてしまう傾向が生じます．逆に自己効力感が高い人は，目標とした行動にチャレンジする可能性が高くなり，積極的に目標達成のための行動をとり，失敗や困難にあってもあきらめずに努力することができます．また，目標達成するために伴うストレスも感じにくくなるといわれています．自己効力感を高めること，すなわち自信を生じさせるための手助けとしては，以下の4つの体験が有効です（Bandura, 1977）．

【自己効力感を高めるための 4 つの体験】

①直接的体験

　成功体験による学習：過去に同じか，似たような成功体験があれば，「また
やってみよう」「きっとできるはずだ」という気持ちになりやすいといえます．
自己効力感を獲得するには一番強い体験となります．いきなりチャレンジする
のが難しいという場合には，スモールステップによる疑似体験や，以下に挙げ
たほかの体験を経ることも効果があります．

　例：プレゼンテーションをすることになった．人前で話すのは苦手だが，会
議の司会を担当したときは緊張したものの問題なくこなせたし，やればできな
いことはないだろう．

②代理的体験⇒自分が体験しなくとも他人の成功や失敗を観察

　観察学習：他者が成功するのを見て，自分もあのようにやればできそうだと
思うこと，または失敗するのを見て，そうしないようにしようと思うことです．
観察事象は具体的であると，より効果があります．

　例：初めてボウリングをした，仲間がボールを投げているのを見て，さっそ
く見よう見まねでやってみたら，まっすぐ投げられた．

③言語的体験

　他者からの説明・励ましと，自己暗示・自己強化：それほど自信がなくても
他者から「あなたならきっとできる」と励まされたり，「こんな風にやれば大丈
夫」と十分な説明を受けることで，自分もやれそうだと感じることもあります．
特に相手が，そのことに専門知識がある，熟練している，説得力がある，信頼
できるなどであれば，なおのことです．

　例：同僚の A さんは，毎朝 15 分のウォーキングをはじめたそうだ．朝食も
おいしくとれて気分もすっきりするし，結果的にダイエットになったと言って
いた「私ができたのだから，あなたもきっとできるわ，週 3 日からはじめたら
どう？」と言われ，私もやれそうな気がしてきた．

④感情的体験・生理的体験

　行動に伴う感情の高まりや生理的状況が自信に影響することをいいます．

　例：いざ発表しようとしたら，緊張して手は震えるし頭は真っ白になりそう
だったが，深呼吸したら落ち着いて，会場の様子を見る余裕もできた．緊張し
ても思い切ってやればやれるものだなと自信を持った．

　逆に緊張感から「やっぱり自分には無理だ」と思ってしまったというときは，

生理的状況をネガティブに捉えないよう，「みんな緊張するものだ」と励ましたり説得したりして，自己効力感が低まらないようにすることが必要となります．

　4つの体験の中で，一番影響力が大きいのは，自分自身の体験である①の直接的体験で，②③④の順にモチベーションは弱くなります．しかし，いきなり直接的体験をするにはハードルが高いと感じる場合には，他者から励まされたりやり方を聞くこと（言語的体験），他者の行動を見て学んだりすること（代理的体験）が，役に立つものです．段階的にマスターして，自信をつけながら目標を達成していく自己効力感は，教育や医療の現場などで，広く用いられています．

【特性的自己効力感尺度】

次の**表1**特性的自己効力感尺度*であなたの自己効力感をチェックしてみましょう.

表1 特性的自己効力感尺度

以下の文章は一般的な考えを表しています. それがどのくらいあてはまるかを答えてください.

1：そう思わない　2：あまりそう思わない　3：どちらともいえない
4：まあそう思う　5：そう思う

1	自分が立てた計画はうまくできる自信がある.	1. 2. 3. 4. 5.
2	しなければならないことがあっても, なかなか取り掛からない.	1. 2. 3. 4. 5.
3	初めはうまくいかない仕事でも, できるまでやり続ける.	1. 2. 3. 4. 5.
4	新しい友達を作るのが苦手だ.	1. 2. 3. 4. 5.
5	重要な目標を決めても, めったに成功しない.	1. 2. 3. 4. 5.
6	何かを終える前にあきらめてしまう.	1. 2. 3. 4. 5.
7	会いたい人を見かけたら, 向こうから来るのを待たないでその人の所へ行く.	1. 2. 3. 4. 5.
8	困難に出会うのを避ける.	1. 2. 3. 4. 5.
9	非常にややこしく見えることには, 手を出そうとは思わない.	1. 2. 3. 4. 5.
10	友達になりたい人でも, 友達になるのが大変ならばすぐに止めてしまう.	1. 2. 3. 4. 5.
11	面白くないことをするときでも, それが終わるまでがんばる.	1. 2. 3. 4. 5.
12	何かをしようと思ったら, すぐに取り掛かる.	1. 2. 3. 4. 5.
13	新しいことを始めようと決めても, 出だしでつまづくとすぐにあきらめてしまう.	1. 2. 3. 4. 5.
14	最初は友達になる気がしない人でも, すぐにあきらめないで友達になろうとする.	1. 2. 3. 4. 5.
15	思いがけない問題が起こったとき, それをうまく処理できない.	1. 2. 3. 4. 5.
16	難しそうなことは, 新たに学ぼうとは思わない.	1. 2. 3. 4. 5.
17	失敗すると一生懸命やろうと思う.	1. 2. 3. 4. 5.
18	人の集まりの中では, うまく振る舞えない.	1. 2. 3. 4. 5.
19	何かしようとするとき, 自分にそれができるかどうか不安になる.	1. 2. 3. 4. 5.
20	人に頼らないほうだ.	1. 2. 3. 4. 5.
21	私は自分から友達を作るのがうまい.	1. 2. 3. 4. 5.
22	すぐにあきらめてしまう.	1. 2. 3. 4. 5.
23	人生で起きる問題の多くは処理できるとは思えない.	1. 2. 3. 4. 5.

点数は選択肢番号の合算で計算しますが, ■の項目（2, 4, 5, 6, 8, 9, 10, 13, 15, 16, 18, 19, 22, 23）は, 特性的自己効力感とは逆の特徴なので, 1は5点, 2は4点, 4は2点, 5は1点に置き換えて換算します.

（成田・下仲・中里・河合・佐藤・長田, 1995より引用）

合計（　　　　　　　）点

点数の範囲は, 23点から115点です. 年齢や性別による差はありますが,

男性 78 点（±14），女性 75 点（±13）が平均値です．（　　）内は誤差の範囲を示していますので，目安としてください．

*特性的自己効力感尺度は，Bandura らの研究をふまえて作成された自己効力感尺度を成田健一ら（1995）が邦訳した尺度です．日常場面の行動に影響を与える性格特性的な傾向をみることができます．

3. 楽観主義

　楽観主義（optimism）とは「物事がうまく進み，悪いことよりもよいことが生じるだろうという信念をもつ傾向」，反対の概念として，悲観主義（pessimism）とは「物事がうまくはかどらず，悪い結果を予測する傾向」をいいます．楽観主義者は，現在や将来に対してポジティブに考え，失敗に対する不安

コラム・予言は自己実現されるか…!?

　R. ローゼンタールらによる「ピグマリオン効果」の実験があります．小学校で知能テストをしたのち，担任教師に対して，クラスの何人かが高い知能の持ち主であると伝えました．実際には，生徒たちはテストの成績とは無関係にランダムに選ばれたのですが，半年後に再びテストを実施したところ，これらの生徒たちの成績が実際に向上していたというものでした．つまり，特定の生徒たちがすぐれた知能の持ち主だという期待を担任教師が持つことで，教師の態度や行動が，教師自身も気づかないうちに変わったためであるというのです．教師の期待に基づいた行動により，期待が現実のものとなったということです．「ピグマリオン効果」という名前は，自分が作った彫刻に恋したピグマリオンが，女神ビーナスに頼んで命を吹き込んでもらったというギリシア神話からきています．

　また，新生児微笑と呼ばれる赤ちゃんの微笑があります．実際には，筋肉のゆるみが私たちの目には可愛らしい微笑と映るのだそうですが，私たちは，この何ともいえない可愛らしさ，愛おしさに微笑を返し，世話をしたくなってしまいます．このような相互作用によって，愛着関係が定着していくのです．良好な関係を築くために，赤ちゃんが生まれながらに持っている能力ともいえましょう．

　日常生活でも，初対面で仲良くなってみたいと感じた相手に対しては，よほど緊張する場面でなければ，自然と笑顔や柔和な表情で接すると思います．すると相手も，自然と笑顔や柔和な表情で返してくれるでしょう．ここでも相互作用・相乗効果によってお互いに「仲良くなれそうだな」という気持ちが生まれ，よい関係が築け「やっぱり仲良くなれた」ということになります．

　先に挙げた認知の歪み（p84 表 1：自分で実現してしまう予言）のように，好ましくない予言もあります．予言は必然の理由があって自己実現されるともいえるのですね．

が小さく，意欲的・積極的に行動できる傾向が強いこと，自己効力感が高い傾向があること，体調がよいと感じる傾向が高いことがわかっています．楽観主義者は，身体的にも精神的にも，自ら健康を感じているというわけです．こうした結果から，楽観主義はビジネスや学業において，成功に結びつく可能性が高いといわれています（戸ヶ崎・坂野，1993）．

Q 以下は，楽観主義的傾向を測定するためのテスト（改訂版楽観主義尺度日本語版：LOT-R）です．あなたの普段の生活や活動から考えて，それぞれの文章がどの程度あなたにあてはまるかを答えてください．あてはまると思う数字を選んで計算してください．正しい答えとか，よくない答えというのはありません．あなた自身について正直に答えてください．あまり深く考えずに，思いついたままを記入してください．

表2 改訂版 楽観主義尺度日本語版（LOT-R）

1：まったくあてはまらない　2：ややあてはまらない　3：どちらともいえない
4：ややあてはまる　5：非常にあてはまる

1	結果がどうなるかはっきりしないときは，いつも一番良い面を考える．	1. 2. 3. 4. 5.
2	たやすくリラックスできる．	1. 2. 3. 4. 5.
3	なにか自分にとってまずいことになりそうだと思うと，たいていそうなってしまう．	1. 2. 3. 4. 5.
4	自分の将来に対しては非常に楽観的である．	1. 2. 3. 4. 5.
5	自分は多くの友人に恵まれている．	1. 2. 3. 4. 5.
6	忙しくしていることは私にとって重要である．	1. 2. 3. 4. 5.
7	自分に都合よく事が運ぶだろうなどとは期待しない．	1. 2. 3. 4. 5.
8	簡単には動揺しない．	1. 2. 3. 4. 5.
9	自分の身に思いがけない幸運が訪れるのを当てにすることは，めったにない．	1. 2. 3. 4. 5.
10	概して，私は悪いことよりもよいことのほうが自分の身に起こると思う．	1. 2. 3. 4. 5.

（坂本・田中，2002；中村，2000 も参考に再編）

項目1・4・10の合計　　（　　　）点
項目3・7・9の合計　　（　　　）点
項目2・5・6・8の合計　（　　　）点

項目1・4・10の合計点が高いほど，楽観主義傾向が大きいことを表しています．
　　楽観主義合計点（3〜15点）
項目3・7・9の合計点が高いほど，悲観主義傾向が大きいことを表しています．
　　悲観主義合計点（3〜15点）
項目2・5・6・8は楽観主義および悲観主義とは無関係の質問になります．

4. レジリエンス

　レジリエンス（心理的な傷つきから立ち直る回復力）とは，人のもつ防衛機能で，精神的にホメオスタシス（p2参照）を保とうとする力のことです．レジリエンスはさまざまに定義されていますが，代表的なものとしては「重篤なストレス状況下で一時的には落ち込みながらもそこから立ち直っていく過程や結果であり，適応的な機能を維持しようとする，深刻な状況に対する個人の抵抗力」（Rutter, 1985）とされています．レジリエンスは，海外では，逆境，心的外傷，脅威的な出来事，深刻な健康問題など，いちじるしく困難な状況を想定している場合が多い反面，日本では「心理的な傷つきから立ち直る回復力」として，日常的に経験されるストレス状況を想定する場合が多いといえます．また「誰もが持っており，高めることができる特性である」ということも注目すべきところです（Grotberg, 2003）．

　ここではレジリエンスを，もともと持って生まれた気質的な「資質的レジリエンス」と，後天的に身につけやすい「獲得的レジリエンス」の二次元で捉えた尺度を紹介します．「資質的レジリエンス」は「楽観性」「統御力」「行動力」「社交性」の4つの因子，「獲得的レジリエンス」は「問題解決志向」「自己理解」「他者心理の理解」の3つの因子からなっています．（平野, 2010）

　レジリエンスとは，私たちのもつ柔軟性やしなやかさといった全般的な特性であり，総合的な力であるといえます．

98 ストレスマネジメント―実践的セルフケア 88002-867 **JCOPY**

表3 二次元レジリエンス要因尺度（中学生以上）

以下の項目について，あなた自身が，1 まったくあてはまらないを 1 点，2 あまりあてはまらないを 2 点，3 どちらともいえないを 3 点，4 ややあてはまるを 4 点，5 よくあてはまるを 5 点として，もっとも当てはまると思う数字に〇をつけて，各項目の合計点を計算してください．

資質的レジリエンス要因（12 項目）		得点
1	どんなことでも，たいてい何とかなりそうな気がする．	1. 2. 3. 4. 5.
2	昔から，人との関係をとるのが上手だ．	1. 2. 3. 4. 5.
3	たとえ自信がないことでも，結果的に何とかなると思う．	1. 2. 3. 4. 5.
4	自分から人と親しくなることが得意だ．	1. 2. 3. 4. 5.
5	自分は体力があるほうだ．	1. 2. 3. 4. 5.
6	努力することを大事にするほうだ．	1. 2. 3. 4. 5.
7	つらいことでも我慢できるほうだ．	1. 2. 3. 4. 5.
8	決めたことを最後までやりとおすことができる．	1. 2. 3. 4. 5.
9	困難な出来事が起きても，どうにか切り抜けることができると思う．	1. 2. 3. 4. 5.
10	交友関係が広く，社交的である．	1. 2. 3. 4. 5.
11	嫌なことがあっても，自分の感情をコントロールできる．	1. 2. 3. 4. 5.
12	自分は粘り強い人間だと思う．	1. 2. 3. 4. 5.
		合計（　　　）点
獲得的レジリエンス要因（9 項目）		得点
13	思いやりをもって人と接している．	1. 2. 3. 4. 5.
14	自分の性格についてよく理解している．	1. 2. 3. 4. 5.
15	嫌な出来事があったとき，今の経験から得られるものを探す．	1. 2. 3. 4. 5.
16	自分の考えや気持ちがよくわからないことが多い．	1. 2. 3. 4. 5.
17	人の気持ちや，微妙な表情の変化を読み取るのが上手だ．	1. 2. 3. 4. 5.
18	人と誤解が生じたときには積極的に話をしようとする．	1. 2. 3. 4. 5.
19	嫌な出来事が，どんな風に自分の気持ちに影響するか理解している．	1. 2. 3. 4. 5.
20	嫌な出来事があったとき，その問題を解決するために情報を集める．	1. 2. 3. 4. 5.
21	他人の考え方を理解するのが比較的得意だ．	1. 2. 3. 4. 5.
		合計（　　　）点

（平野，2010 より引用）

■ の項目は逆転項目なので，1→5 点に，2→4 点に，3 はそのまま，4→2 点に，4→1 点に読み替えて計算してください．
楽観性は 1，3，9，統御力は 5，7，11，行動力は 6，8，12，社交性は 2，4，10，問題解決志向 15，18，20，自己理解は 14，16，19，他者心理の理解は 13，17，21．
個々人や状況によって有効なレジリエンス因子は異なると考えられるので，尺度の総得点が高いことが望ましいとは限りませんが，資質的レジリエンス因子得点の中央値は 36 点，獲得的レジリエンスの中央値は 27 点となります．

レジリエンスの 7 つの因子は，それぞれ下記のようなことを示します．

楽観性：将来に対して不安を持たず，肯定的な期待を持って行動できる力

統御力：もともと不安が少なく，ネガティブな感情や生理的な体調に振り回されずにコントロールできる力

行動力：目標や意欲を，もともとの忍耐力によって努力して実行できる力

社交性：もともと見知らぬ他者に対する不安や恐怖が少なく，他者とのかかわりを好み，コミュニケーションをとれる力

問題解決志向：状況を改善するために，問題を積極的に解決しようとする意志を持ち，解決方法を学ぼうとする力

自己理解：自分の考えや，自分自身について理解・把握し，自分の特性に合った目標設定や行動ができる力

他者心理の理解：他者の心理を認知的に理解，もしくは受容する力

5. QOL の充実をめざして

　QOL（quality of life：社会的な生活の質）の充実と健康について考えるとき，単に病気がないという「心身の健康」だけでなく，ライフスタイルが充実しているという「生活の健康」，さらに職場や学校，家族，友人など，周囲とよい関係が築けているという「社会的な健康」の 3 つの健康が挙げられるでしょ

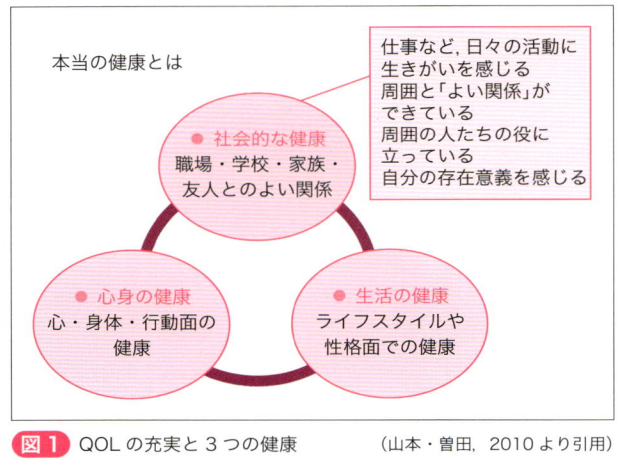

図1　QOL の充実と 3 つの健康　　　　（山本・曽田，2010 より引用）

う．この3つの健康は，どれひとつおろそかにすることはできませんが，昨今は医療の進歩により，克服できる病気が増えつつあります．また，趣味や娯楽も増え，いろいろなものが手に入るようになりました．そこで重要になってくるのが，「社会的な健康」です．私たちは社会とのつながりの中で生きています．日々の活動に「生きがい」を感じ，周囲の人たちとのよい関係の中で，社会に役に立っていると実感し，自分の存在意義を感じること…．これが「社会的な健康」です．「社会的な健康」は，私たちが人として生きていくうえで欠かせないものです．「心身の健康」「生活の健康」「社会的な健康」の3つの健康がそろってはじめて，「本当の健康」ということができます．

　次のセルフチェック①から③は，冒頭で考えてもらった質問です．④「ストレスをためない工夫」は新たに加えました．セルフケアを実行することで，はじめて本書を開いたときと比べて，変化が生じていることと思います．現代社会においてメンタルヘルスは自ら獲得するものであり，日々の積み重ねが「本当の健康」をもたらすのです．

私のストレス　　　　　　Self Check!

❶どのようなときにストレスを感じますか？

❷ストレスを感じたときに，どのような心理状態になり，どのような体調変化が起こり，どのような行動をとりますか？

❸ストレス解消法はありますか？

❹ストレスをためない工夫は？

Reference

社会的動向

　なぜ，今，メンタルヘルスの重要性が叫ばれているのでしょうか．それには労働環境をはじめとした，私たちを取り巻く社会環境の変化が関係しています．日本は，戦後の経済成長を支えた高度経済成長期（1954〜1973）から，バブル景気（1986〜1991）を経て，その後，失われた20年と呼ばれるような低成長期を迎えました．雇用形態は，終身雇用を前提とした正規雇用から，流動性の高い非正規雇用が増え，賃金格差や社会保障の問題，失業への不安の高まりなどが問題となり現在に至っています．

　厚生労働省の調査（労働安全衛生調査）によると，職場でストレスを感じると回答した労働者の割合は，5〜6割を推移し，その内容は，「仕事の質・量」「仕事の失敗，責任の発生等」「対人関係（セクハラ・パワハラを含む）」が上位を占めています．また，1999年より精神障害による労災認定が認められるようになり，請求件数・認定件数ともに増加傾向にあります．

　さらに，警視庁の統計によると，1998年に自殺者ははじめて3万人を超え，その後14年間にわたって3万人を超える状況が続きました．2012年には，3万人というラインは下回り，減少傾向を示して推移しています．自殺の動機では，健康問題が大きく，経済・生活問題や家庭問題が続いていますが，自殺の背景には，うつ病などの精神疾患が関係しているといわれています．

　長時間労働による健康への影響は，昨今のニュースでも大きな問題として取り上げられています．労働時間短縮，時間外労働の規制への対策が講じられるとともに，ワークライフバランスという言葉に代表されるような，仕事以外の生活時間の持ち方についての見直しも求められるようになりました．

　メンタルヘルス不調などの労働者の休業による損失は，年間1兆円ともいわれています．病気になる前の未病の状態で発見して予防すれば（一次予防），病気になってから治療するのに比べて，金銭的にも時間的にも少ない負担ですみ，労働者だけでなく事業者にとっても有用です．

　こうした背景から，正規非正規を問わない，労働者の心の健康保持は，労働

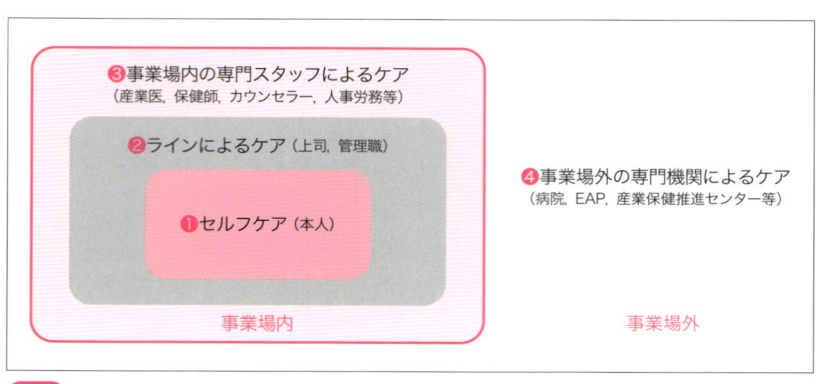

図1 職場における4つのケア

(厚生労働省，2000；厚労省，2006を参考に著者作成)

行政の重要課題と位置づけられ，職場における全労働者を対象とした予防的かつ健康支援的なストレス対策の実施が，求められているのです．

現段階での労働行政におけるメンタルヘルス関連対策の主なものを挙げます．

1. 事業場における労働者の心の健康づくりのための指針（メンタルヘルス旧指針）（2000年）

厚生労働省が策定した同指針では，心の健康保持増進のために事業場が講じるべき基本的な4つのメンタルヘルスケアを挙げています．4つのケアとは，①労働者自身が自らの心の健康について理解し，ストレス予防・軽減，あるいはこれに対処する「セルフケア」，②管理監督者が職場環境等の改善や労働者に対する相談対応を行う「ラインによるケア」，③産業医等事業場内産業保健スタッフ等が，心の健康づくりの対策の提言・推進を担い，支援する「事業場内産業保健スタッフ等によるケア」，④事業場外の専門家の活用と支援である「事業場外資源によるケア」で，これらの4つのケアが，継続的かつ計画的に行われることが重要であるとされています（**図1**）．

2. 心の健康問題により休業した労働者の 職場復帰支援の手引き（2004 年）

メンタルヘルス上の理由により休業や退職した労働者の増加を踏まえ，各事業場で，職場復帰プログラムを策定し，個々人に合わせた職場復帰支援プランによる円滑な職場復帰支援を行うことが求められています．職場復帰支援は，復職前後の短期間だけでなく，休業開始から職場復帰後のフォローアップまでを一連の流れとして捉えることが重要であるとして，職場復帰支援のステップを 5 段階に分けて捉え，各段階ですべきことについて示しています（**表 1**）．症状の改善を評価するだけでなく，業務遂行能力の回復程度・復帰先職場の受け入れ準備態勢の評価までを含んでいます．

3. 長時間労働者への医師による面接指導制度（2005 年）

労働安全衛生法の改正により，長時間労働者への医師による面接指導が義務付けられ，2006 年より施行されました（50 人未満の事業所では 2008 年）．事業者は，月 100 時間超の時間外労働を行い，疲労蓄積があり，面接を申し出た者（リスクの高い労働者）に対して，医師による面接指導を行わなければならないとされています．

月 80 時間超の場合には，努力義務とされています．

4. 労働者の心の健康保持増進のための指針（2006 年）

図 1 のメンタルヘルス旧指針の 4 つのケアをさらに積極的に示した指針として，①メンタルヘルスケアの教育研修・情報提供（一次予防）※，②職場環境等の把握と改善（一次予防）※，③メンタルヘルス不調への気づきと対応（二次予防）※，④職場復帰における支援（三次予防）※について，取り組み内容を具体的に示しています．

※病気にならないよう予防を主眼とした「予防医学」の立場から，一次予防とは「病気を未然に防ぐ対策」，二次予防とは「早期発見と早期対応」，三次予防とは「機能回復と再発予防」をいいます．

表1 職場復帰支援のステップ

第1ステップ：疾病休業開始および休業中のケア
労働者からの診断書（病気休業診断書）の提出 管理監督者，事業場内産業保健スタッフなどによる休業に関する助言
第2ステップ：主治医による復職可能の判断
労働者からの職場復帰の意思表示および職場復帰可能の診断書の提出
第3ステップ：職場復帰の可否の判断および職場復帰支援プランの作成
情報の収集と評価（労働者の職場復帰に関する意思の確認，産業医などによる主治医からの意見収集，労働者の状態などの評価，職場環境（受け入れ先）の評価など） 職場復帰の可否についての判断 職場復帰支援プランの作成（職場復帰日，管理監督者による業務上の配慮，人事労務管理上の対応，産業医などの医学的見地からみた意見，フォローアップなど）
第4ステップ：最終的な職場復帰の決定
労働者の状態の最終確認 産業医などによる就業上の措置などに関する意見書の作成 事業者による最終的な職場復帰の決定
第5ステップ：職場復帰後のフォローアップ
症状の再燃，再発，新しい問題の発生などの有無の確認 勤務状況および業務遂行能力の評価 職場復帰支援プランの実施状況の確認 治療状況の確認

(厚生労働省，2012 より引用改変)

5. 職場における自殺の予防と対応（2007年改訂）

2001年に公表された同マニュアルを改訂したもので，周囲が自殺の予兆に気づくための具体的なサインを示すとともに，日常での配慮や相談体制についても示しています（**表2**）.

6. 労働契約法（2008年）

労働契約法第5条では，「使用者は，労働契約に伴い，労働者がその生命，身体等の安全を確保しつつ労働することができるよう，必要な配慮をするものとする」とされ，「安全配慮義務」が明文化されました．「生命，身体等の安全」には「心身の健康」が含まれます．さらに，職場における健康被害を予知・発見し（危険予知義務），そのうえで危険が生じないように事前に対策を行わなけ

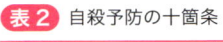 自殺予防の十箇条

①うつ病の症状に気をつける.
②原因不明の身体の不調が長引く.
③酒量が増す.
④安全や健康が保てない.
⑤仕事の負担が急に増える, 大きな失敗をする, 職を失う.
⑥職場や家庭でサポートが得られない.
⑦本人にとって価値あるものを失う.
⑧重症の身体の病気にかかる.
⑨自殺を口にする.
⑩自殺未遂に及ぶ.

このようなサインを数多く認める場合は, 自殺の危険が迫っています. 早い段階で専門家に受診させてください.

（中央労働災害防止協会, 2007 より引用）

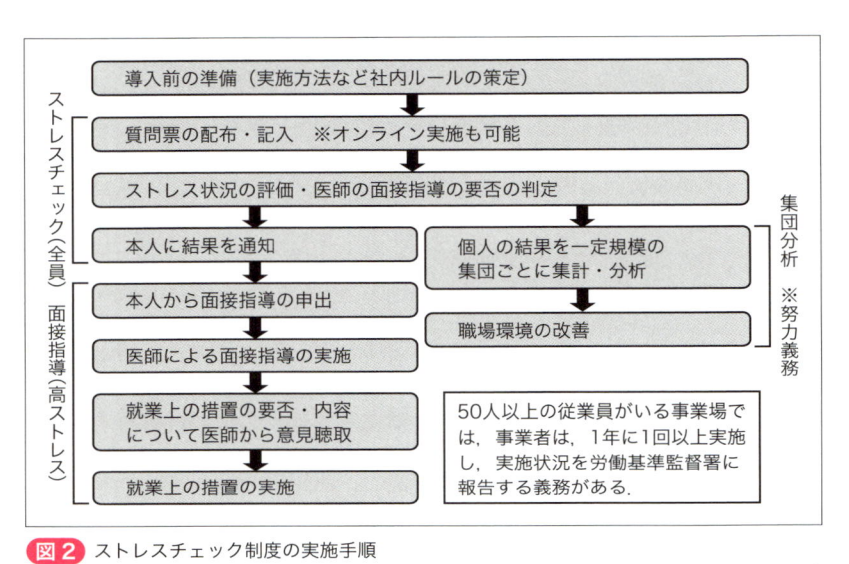

図2 ストレスチェック制度の実施手順

（山本, 2016 より引用）

ればならない（結果回避義務）とされています.

7. ストレスチェック制度（2014 年）

　労働安全衛生法の改正により，年 1 回以上のストレスチェック（50 人未満の事業所では当面努力義務，一般健診と同時実施も可能）が義務づけられ，2015 年より施行されました．事業者は，検査結果を通知された高ストレスの労働者の申し出に応じて医師による面接指導を実施し，医師の意見を聞いたうえで，必要な場合には，作業の転換，労働時間の短縮，その他の適切な就業上の措置を講じることが求められています（図2）．

8.「働き方改革」の推進（2017 年）

　なくならない過労死問題を背景に，厚生労働省は「働き方改革」の基本方針として，残業時間の上限を，「月 45 時間・年 360 時間」を原則とし，臨時的な特別な事情がある場合でも「月 100 時間未満」「2〜6 カ月の月平均 80 時間以内」，「年間 720 時間以内」と規定し，違反企業には罰則を科すこととしました．また，終業から次の始業までの休息時間確保のために「勤務時間インターバル」を導入（努力義務）するなど，過労死を招く要因となる長時間労働の是正をめざすこととしています．

※高収入の一部専門職については「高度プロフェッショナル制度」を設け，労働時間規制から除外されます．

あとがき

　山本晴義先生には，大学院卒業後，横浜労災病院勤労者メンタルヘルスセンターにて，メンタルヘルスに関して基礎から学ばせていただきました．山本先生は，聴く人が元気になる熱のこもった講演を毎日のようになさっており，私はたびたび同行させていただきました．

　そのような折，横浜労災看護専門学校にて授業を担当する機会を得ました．学生の方々にとっては親元を離れての生活，新しい人間関係，職場実習，国家試験など，看護学校での生活は新しい経験の連続で，環境変化も大きい3年間です．年齢的にもアイデンティティ確立の時期であり，葛藤や将来への不安を抱える時期でもあります．将来看護師として患者さんを支える前に，まず自分自身のケアができなければならないということから，充実した学生生活を送るためのセルフケアの知識と実践を学ぶための授業が設置されたのです．その後，支え合いなどの新たなテーマが加えられ，ブラッシュアップしながら10年ほどがたち，ここにその内容が形になったというわけです．しかし，考えてみると，セルフケアや支え合い，さらには生きがいをもって自分らしく生きることは，私たち誰もが求め模索していることです．

　私は大学を卒業後，企業に就職し秘書として5年半勤めました．折しもバブル崩壊後の景気悪化の時代に退職することとなり，それをきっかけに研修講師として独立しました．自己理解や職場の人間関係改善の心理学として，交流分析と出会ったのはこの時です．その後，臨床心理に興味を持ち大学院に進学し臨床心理士，公認心理師となりました．この間には，結婚や出産も経ました．長年続けてきたジャズやボサノバの歌手活動にもエネルギーを注いでいます．1日24時間は誰にも変わらなく与えられていますが，時間の流れ方は人それぞれあっていいと思います．私が臨床心理に携わるまでには，こうしたさまざまなキャリアがあり，今振り返るとどれ1つとっても今に活かされているのだと感じています．

　昨今，他者と比べたり，常に何らかの成果を求められたりするような風潮も感じられますが，人とのつながりを持ちつつ，しっかりと「今，ここ」を生きる

こと，言い換えると自分自身を生きることが，山本先生のおっしゃる社会的健康や生きがいにつながるのではないかと思います．

　本書執筆の機会を与えてくださった山本晴義先生，新興医学出版社の代表取締役林峰子様，はじめての執筆に際してたいへんお世話になりました編集の早川喜代子様，たくさんの方々に支えられてここまで参りました．この場を借りて，皆さまに心よりお礼を申し上げます．

2019 年 4 月　押川　聖子

文　献

1) American Psychiatric Association 著, 日本精神神経学会　監 (2014) DSM-5 精神疾患の分類と診断の手引. 医学書院.

2) Bandura A (1977) Self-Efficacy：Toward a unifying theory of behavioral change. Psychol Rev, 84 (2)：191-215.

3) エリック・バーン著, 南博　訳 (2000) 新装版　人生ゲーム入門―人間関係の心理学. 河出書房新社. (Bern E (1964) Games Peaple Play. Grove Press)

4) Cannon WE (1929) Bodily changes in pain, hunger, fear, and rage. 2nd ed. Appleton.

5) Endler NS and Parker JD (1990) Multidimensional assessment of coping：A critical evaluation. J Pers Soc Psychol, 58：844-854.

6) M・フリードマン, RH・ローゼンマン　著, 河野友信　監, 新里里春　訳 (1993) タイプ A 性格と心臓病. 創元社.

7) メリー M. グールディング, ロバート L. グールディング　著, 深沢道子　訳 (1980) 自己実現への再決断―TA・ゲシュタルト療法入門. 星和書店.

8) Grotberg EH (2003) Resilience for Today. Praeger Pub, pp1-30.

9) Holmes TH and Rahe RH (1967) The Social read- justment rating scale. J Psychosom Res, 11：213-218.

10) 平野真理 (2010) レジリエンスの資質的要因・獲得的要因の分類の試み―二次元レジリエンス要因尺度 (BRS) の作成　パーソナリティ研究, 19：94-106.

11) 桂　戴作, 芦原　睦, 村上正人　監 (1999) 自己成長エゴグラムのすべて―SGE マニュアル. チーム医療.

12) 厚生労働省 (2000)　事業場における労働者の心の健康作りのための指針

13) 厚生労働省 (2006)　労働者の心の健康の保持増進のための指針.

14) 厚生労働省 (2012)　心の健康問題により休業した労働者の職場復帰支援の手引き.

15) 厚生労働省 (2014)　健康づくりのための睡眠指針 2014 ～睡眠 12 箇条.

16) 厚生労働省 (2018)　職業性ストレス簡易調査票 (57 項目).

17) リチャード・S・ラザルス, スーザン・フォルクマン著, 本明　寛, 春木　豊, 織

田正美 監訳（1991）ストレスの心理学—認知的評価と対処の研究，実務教育出版.

18）桃谷裕子，山本晴義（2010）メンタルサポート教室—ストレス病の予防と治療のためのアプローチ．新興医学出版社.

19）中島義明，安藤清志，子安増生，他（1999）心理学事典．有斐閣.

20）中村陽吉（2000）対面場面における心理的個人差—測定の対象についての分類を中心として．ブレーン出版.

21）成田健一，下仲順子，中里克治，他（1995）特性的自己効力感尺度の検討—生涯発達的利用の可能性を探る，教育心理学研究，43：306-314.

22）日本自律訓練学会教育研修委員会編（2012）標準自律訓練法テキスト．自律訓練研究（臨増），32：9-18.

23）大野　裕（2003）こころが晴れるノート．創元社.

24）押川聖子（2010）ドライバーズの心理的・行動的諸側面の検討．交流分析研究，35：46-56.

25）押川聖子（2012）青年期のドライバーとストレッサー評価と心理的健康・不健康の関係．交流分析研究，37：48-60.

26）押川聖子，江花昭一（2017）現在の人間関係で再演される「親子関係」について—交流分析の視点から—．交流分析研究，42：8-13.

27）尾関友佳子（1993）大学生用ストレス自己評価尺度の改訂：トランスアクショナルな分析に向けて．久留米大学大学院比較文化研究科年報，1：95-114.

28）CR・ロジャーズ著，保坂　亨・末武康弘・諸富祥彦 訳（2005）クライアント中心療法．ロジャーズ主要著作集 2. 岩崎学術出版社.（Rogers CR（1951）Client-centred therapy：its current practice, implications and theory. Houghton Mifflin）

29）Rutter M（1985）Resilience in the face of adversity：protective factors and resilience to psychiatric disorder. Br J Psychiarty, 147：598-611.

30）坂本真士，田中江里子（2002）改訂版楽観性尺度（the revised Life Orientation Test）の日本語版の検討．健康心理学研究，15：59-63.

31）ハンス・セリエ著，杉靖三郎，藤井尚治，田多井吉之介，他訳（1988）現代社会とストレス．法政大学出版局.（Selye H（1956）The Stess of Life. MacGraw-hill）

32）Steiner C（1966）Script and counterscript. TAB, 5（18）：133-135.

33）イアン・スチュアート, ヴァン・ジョインズ著, 深沢道子監訳（1991）TA TODAY. 実務教育出版.

34）戸ヶ崎泰子, 坂野雄二（1993）オプティミストは健康か？　健康心理学研究, 6：1-11.

35）中央労働災害防止協会　編（1986）企業におけるストレス対応—指針と解説. 中央労働災害防止協会.

36）中央労働災害防止協会（2007）職場における自殺と予防の対応. 厚生労働省, p22.

37）山本晴義（1996）ストレス教室. 新興医学出版社.

38）山本晴義, 曽田紀子（2009）働く人のメンタルヘルス教室. 新興医学出版社, p21.

39）山本晴義, 曽田紀子（2010）初任者・職場管理者のためのメンタルヘルス対策の本. 労務行政.

40）山本晴義（2016）Dr. 山本流　ストレスチェック完全攻略！. 日本医事新報社.

41）山本晴義, 押川聖子（2016）何度も指導（注意）されても行動が変わらない今どきの若手スタッフ〜コミュニケーションから変わるストレスマネジメント. 月刊ナースマネージャー, 17：8-12.

INDEX

あ

アクティブリスニング 58
アグレッシブ 65, 66
アサーション 63
アサーティブ 65
あなたが私にさせたことといったら
.... 34
アルコール中毒者 34
アーロン・ベック 87
安全配慮義務 104

い

いいゲーム 36
急げ 39, 43
一次的評価 49
一次予防 103
一生懸命やれ 39, 43
5つの機能 24

う

うつ病 11, 12, 13
運動 77

え

エゴグラム 20, 26
エストレス 7
エネルギー一定の法則 29
エリック・バーン 20

お

追い詰め 35, 37
大人の私 24

か

過大評価 84
過小評価 84
活動と休養 80
過敏性腸症候群 19
カール・ロジャーズ 58
観察学習 92
感情的体験 92
完全であれ 39

き

犠牲者 38
キックミー（私を蹴ってください）
.... 34, 37
気分循環性障害 15
脚本分析 38
脚本マトリックス 44
救援者 38
急性ストレス障害 18
教育的ストローク 30
共感的理解 58
強迫観念 17
強迫行動 17
強迫症（OCD） 17
極端な一般化 84
筋弛緩法 70
禁止令 44

く・け

苦労性 35
警告反応期 2
月経前症候群 19
月経前不快気分障害 19
ゲームの公式 32, 33

ゲームの図式 ……………………… 37
ゲーム分析 ………………………… 31
限局性恐怖症 ……………………… 17
言語的体験 ………………………… 92

こ

交感神経 …………………………… 2
構造分析 …………………………… 23
交流分析 …………………………… 20
根拠のない決めつけ ……………… 84

さ

さあ，つかまえたぞ，この野郎 …… 34
再決断 ……………………………… 46
三次予防 …………………………… 103

し

自我状態の機能の高め方 ………… 30
事業場外資源によるケア ………… 102
事業場内産業保健スタッフ等による
　ケア ……………………………… 102
自己関連づけ ……………………… 84
自己効力感 ………………………… 91
自己成長エゴグラム ……………… 21
自殺予防の十箇条 ………………… 105
持続性抑うつ障害（気分変調症）… 12
自動思考 ……………………… 83, 87
自分で実現してしまう予言 ……… 84
社会的再適応評定尺度 …………… 6
社会的な健康 ……………………… 99
社交不安症（SAD）……………… 16
自由な子ども ………………… 23, 25
趣味 ………………………………… 81
シュルツ …………………………… 69
シュレミール ……………………… 35
順応した子ども ……………… 23, 25
条件付きストローク ……………… 30
情緒的な理由づけ ………………… 84

情動中心の対処 …………………… 49
食事 ………………………………… 79
職場復帰支援 ……………………… 103
自律訓練法 ………………………… 69
自律神経系 ………………………… 2
白黒思考 …………………………… 84
（人生）脚本 ……………………… 39
身体症状症 ………………………… 18
心的外傷後ストレス障害 ………… 18
（心理的）ゲーム …………… 31, 36
心理的な枠組み …………………… 55

す

睡眠 ………………………………… 77
スキーマ …………………………… 87
スチューデントアパシー ………… 19
ストレス …………………………… 1
ストレスコーピング ……………… 49
ストレスチェック制度 …………… 105
ストレス発生のプロセス ………… 76
ストレッサー ……………………… 1
ストローク ………………………… 29
ストローク飢餓 ……………… 38, 48
ストロークの分類 ………………… 30

せ

生活習慣 …………………………… 75
生活変化指数 ……………………… 5
生理的体験 ………………………… 92
積極的傾聴法（4つの技法）
　……………………………… 58, 59, 61
セリエ ………………………… 1, 7
セルフケア ………………………… 102
全般性不安症 ……………………… 17

そ

双極Ⅰ型障害 ……………………… 15
双極Ⅱ型障害 ……………………… 15

双極性障害 ……………………… 14

た

タイプA行動パターン ……… 8
タイプB行動パターン ……… 9
タイプC行動パターン ……… 9
代理的体験 ……………………… 92
他人（親）を喜ばせよ … 39, 43

ち・つ

直接的体験 ……………………… 92
強くあれ ………………………… 39, 43

て

抵抗期 ……………………………… 2
ディストレス …………………… 7
デイリーハッスル ……………… 6
適応障害 …………………………… 18
適応的思考 ……………………… 83

と

闘争・逃走反応 ………………… 2
ドライバー（駆り立てるもの）
……………………………… 39, 47

に

二次的評価 ……………………… 49
二次予防 ………………………… 103
ニセの大人 ……………………… 23
認知行動療法（5つのコラム法）… 83
認知の歪み ……………………… 83, 87

ね・の

ネガティブパターン …………… 86
ノン・アサーティブ ………… 65, 67

は

はい，でも ……………………… 36, 38

迫害者 ……………………………… 38
働き方改革 ……………………… 106
パニック症 ……………………… 16
バーンアウト症候群 …………… 19

ひ

ピグマリオン効果 ……………… 95
非言語の重要性 ………………… 53
支配的な親 ……………………… 23
疲弊期 ……………………………… 3
病気不安症 ……………………… 18
広場恐怖症 ……………………… 17

ふ

フォルクマン …………………… 49
副交感神経 ………………………… 2
腹式呼吸法 ……………………… 71
部分的焦点づけ ………………… 84
フリードマン …………………… 8

へ

べき思考 ………………………… 84

ほ

法廷 ……………………………… 35
ポジティブパターン …………… 86
ホームズ …………………………… 5
ホメオスタシス ………………… 1, 97

ま・む・も

マインドフルネス ……………… 71
無条件ストローク ……………… 30
問題中心の対処 ………………… 49

よ

養育的な親 ……………………… 23, 24
幼時決断 ………………………… 46, 47
予期不安 ………………………… 16

4つのケア ································· 102

ら

ライフイベント ························· 5
ラインによるケア ····················· 102
ラケット感情 ······················· 32, 37
ラザルス ····························· 6, 49
楽観主義 ······························· 95
ラポ ·································· 36

り

リフレーミング ····················· 83, 90
リラクセーション法 ··················· 69

れ

レイ ································· 5
レジリエンス ························· 97

ろ

ローゼンタール ······················· 95
ローゼンマン ························· 8

わ

ワーカホリック ······················· 19

A

A：大人 ························· 23, 24, 45
AC ······························· 23, 25
Adapted Child ····················· 23, 25
Adult ····························· 23, 24

C

C：子ども ························· 23, 44

CP ································· 23
Controlling Parent ················· 23

D

DESC 法 ··························· 65
DSM-5 ··························· 12, 14

F

FC ······························· 23, 25
Formula G ························· 32, 33
Free Child ························· 23, 25

N

NP ······························· 23, 24
Nurturing Parent ··················· 23, 24

O

OK ······························· 20
OK でない ························· 20

P

P：親 ····························· 23, 45
PDCA サイクル ····················· 81
PDS サイクル ····················· 80, 81
PTSD ····························· 18

Q

QOL ····························· v, 99

T

TA ······························· 20

【著者プロフィール】

押川 聖子
（おしかわ せいこ）

神奈川大学保健管理センター カウンセラー，公認心理師・臨床心理士・産業カウンセラー.

1988年明治大学文学部文学科日本文学専攻卒業．企業秘書を経て，研修講師として独立．東京富士大学短期大学部，自由が丘産能短期大学などでも講師を務める.

2006年目白大学大学院心理学研究科臨床心理学専攻を卒業後，2007年より現職．2015年まで横浜労災病院「勤労者心の電話相談」相談員も務め，現在は横浜労災看護専門学校等でも講師を務める．著書に「新版日本語表現法」（共著，アイ・ケイコーポレーション）がある.

© 2019

第3刷	2023年7月19日	
第1版発行	2019年4月15日	

ストレスマネジメント
―実践的セルフケア

（定価はカバーに表示してあります）

監修	山 本 晴 義	
著者	押 川 聖 子	

検印省略

発行者	林　峰　子
発行所	株式会社 新興医学出版社

〒113-0033　東京都文京区本郷6丁目26番8号
電話　03(3816)2853　　　FAX　03(3816)2895

印刷　三報社印刷株式会社　　ISBN　978-4-88002-867-5　　郵便振替　00120-8-191625

・本書の複製権・翻訳権・上映権・譲渡権・公衆送信権（送信可能化権を含む）は株式会社新興医学出版社が保有します.
・本書を無断で複製する行為（コピー、スキャン、デジタルデータ化など）は、著作権法上での限られた例外（「私的使用のための複製」など）を除き禁じられています。研究活動、診療を含み業務上使用する目的で上記の行為を行うことは大学、病院、企業などにおける内部的な利用であっても、私的使用には該当せず、違法です。また、私的使用のためであっても、代行業者等の第三者に依頼して上記の行為を行うことは違法となります。
・ JCOPY 〈出版者著作権管理機構　委託出版物〉
　本書の無断複製は著作権法上での例外を除き禁じられています。複製される場合は、そのつど事前に、出版者著作権管理機構（電話 03-5244-5088、FAX 03-5244-5089、e-mail：info@jcopy.or.jp）の許諾を得てください。